Comment on sent le goût des bonbons ?
pages 12-13

Pourquoi Hugo adore le chou-fleur et moi pas ?
pages 14-15

C'est quoi, une allergie alimentaire ?
pages 16-17

?

Pourquoi Lison ne mange pas de viande à la cantine ?
pages 22-23

Il y a des gens qui mangent du jambon au petit déjeuner ?
pages 24-25

Y a-t-il assez à manger sur Terre ?
pages 32-33

Pourquoi fait-on cuire les pâtes ?
pages 34-35

Moi aussi, je peux cuisiner ?
pages 36-37

Mise en pages : Pascale Darrigrand
Conception graphique : Emma Rigaudeau

editionsmilan.com

ISBN : 978-2-4080-0495-8 – Dépôt légal : 3e trimestre 2018 – Imprimé par Canale en Roumanie

l'alimentation

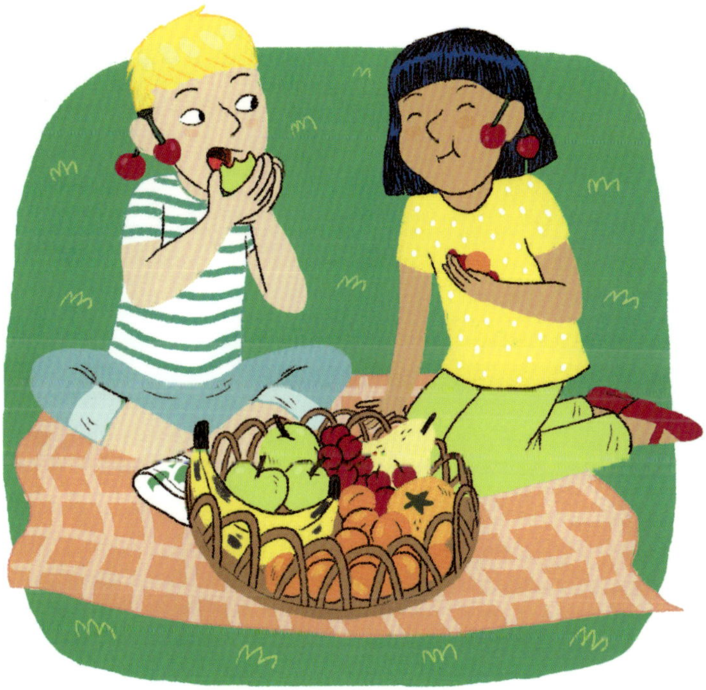

Textes de **Pascale Hédelin**
Illustrations d'**Aurélie Grand**

MILAN

À quoi ça sert de manger ?

Ton corps a besoin d’énergie pour fonctionner. Il la trouve dans les aliments. Comme tu brûles ton énergie en permanence, tu dois te nourrir régulièrement.

La nourriture contient des éléments minuscules essentiels : les **nutriments.** Ils permettent à ton corps de vivre, de grandir et d’être en bonne **santé.** Chaque sorte d’aliment apporte des nutriments particuliers : les vitamines et les sels minéraux (fer, calcium...).

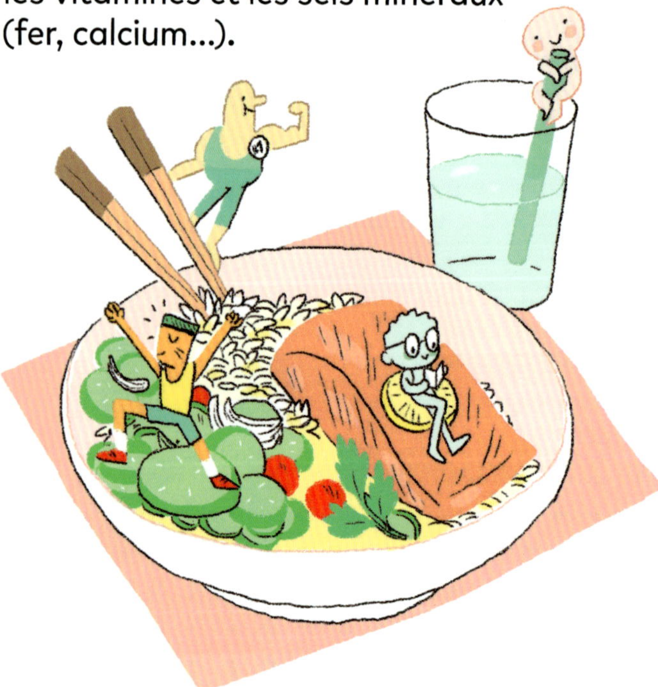

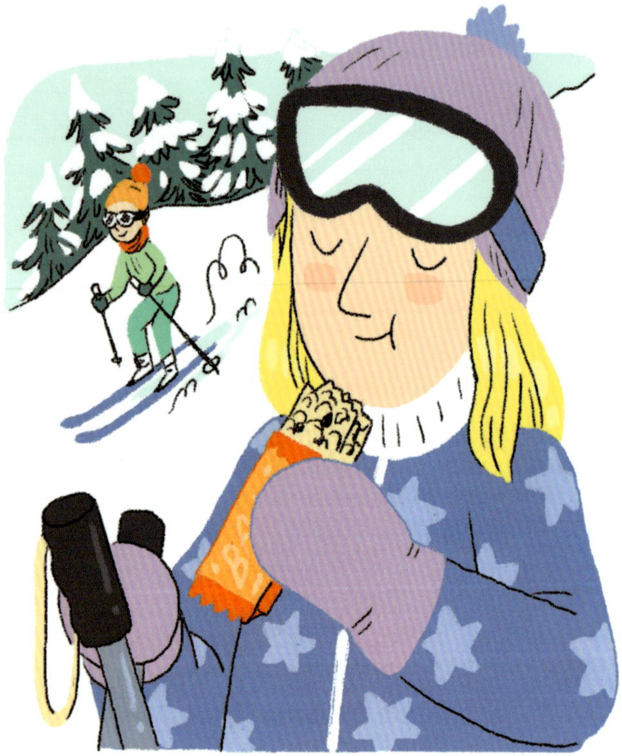

Certains aliments, comme le chocolat, fournissent beaucoup d’**énergie.** On la mesure en calories. Un sportif a besoin de davantage de calories qu’une personne qui reste assise à son bureau.

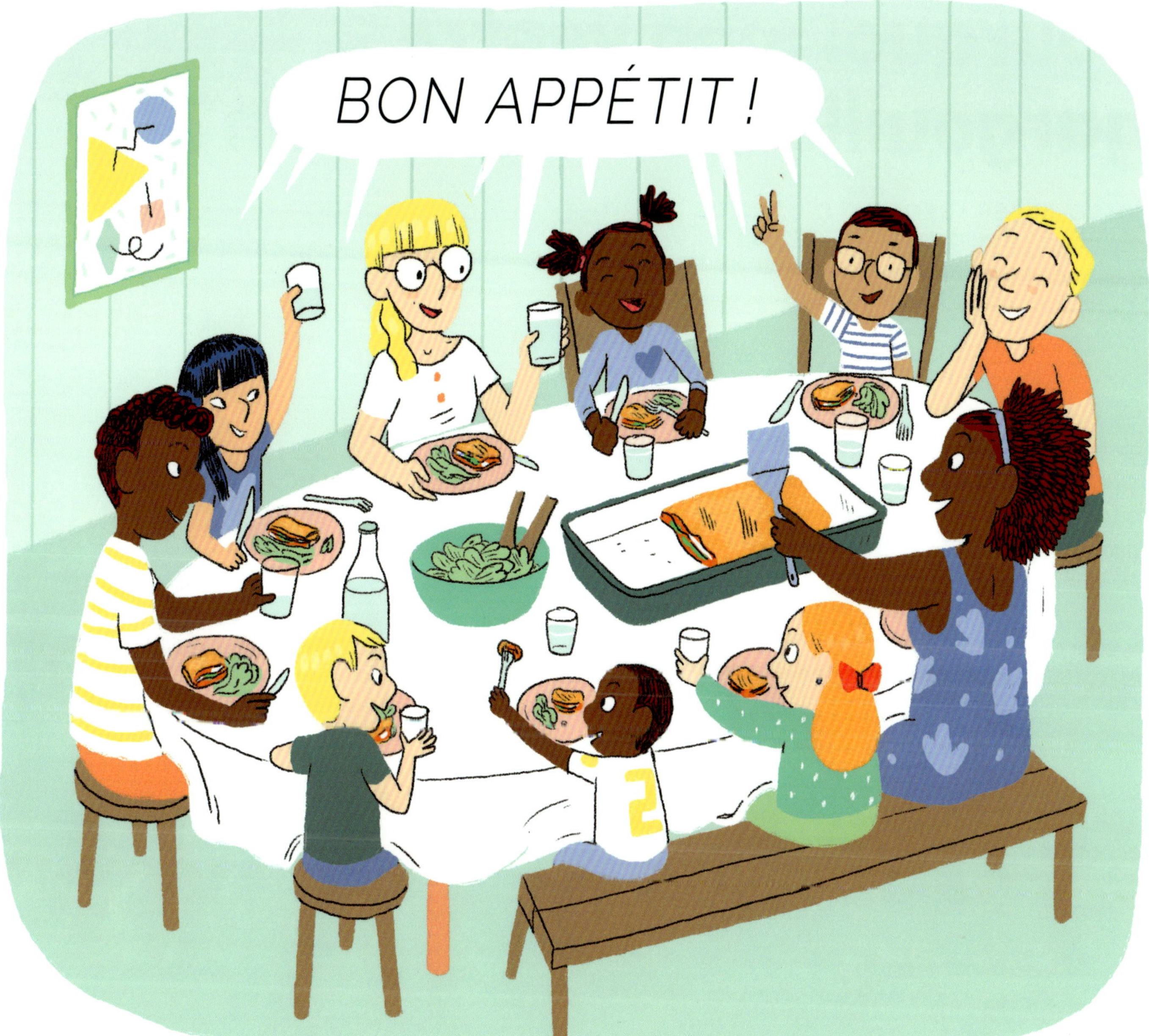

C'est aussi un **plaisir** de manger. Et c'est encore plus agréable de le partager avec des amis. Au début d'un repas, on dit souvent « Bon appétit ! » aux autres personnes. Par politesse, on leur souhaite un agréable repas. On le dit dans presque tous les pays.

Pourquoi mon ventre **gargouille** quand j'ai faim ?

Lorsque tes réserves d'énergie commencent à manquer, ton corps t'envoie un signal : tu as faim. Tu as besoin de manger !

Bientôt midi ! Le ventre d'Hugo est presque vide et gargouille. Il se prépare à digérer ce qu'Hugo va manger. En fait, le ventre gargouille même quand il est plein, mais on l'entend moins. Il **travaille tout le temps** pour faire circuler la nourriture.

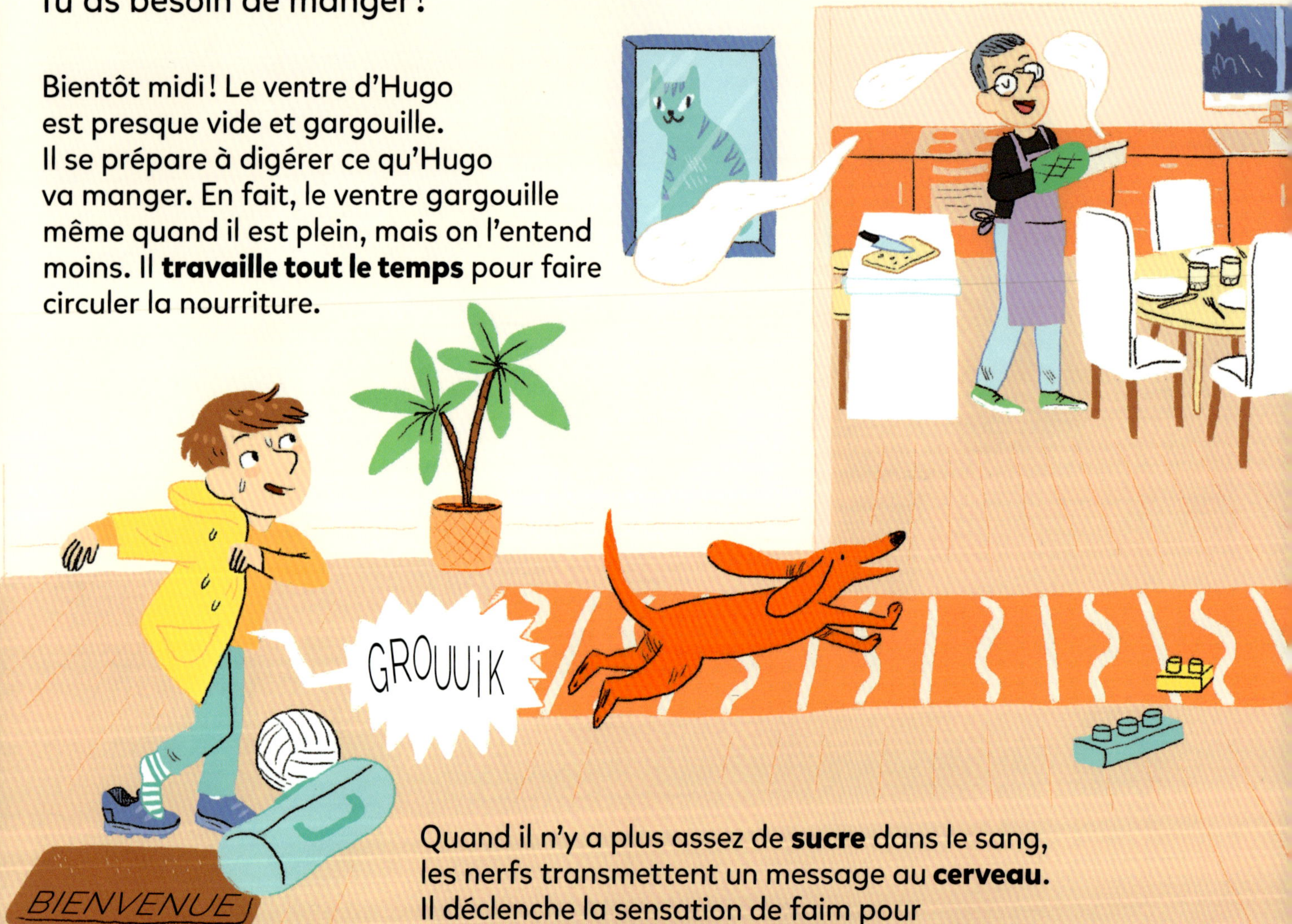

Quand il n'y a plus assez de **sucre** dans le sang, les nerfs transmettent un message au **cerveau.** Il déclenche la sensation de faim pour que tu recherches de la nourriture.

Aujourd'hui, Manon n'a pas faim, car elle est triste.
Les **émotions** et les **humeurs** influencent l'appétit.
Les **activités** aussi : si tu es très concentré sur un jeu, tu ne penses plus à manger !

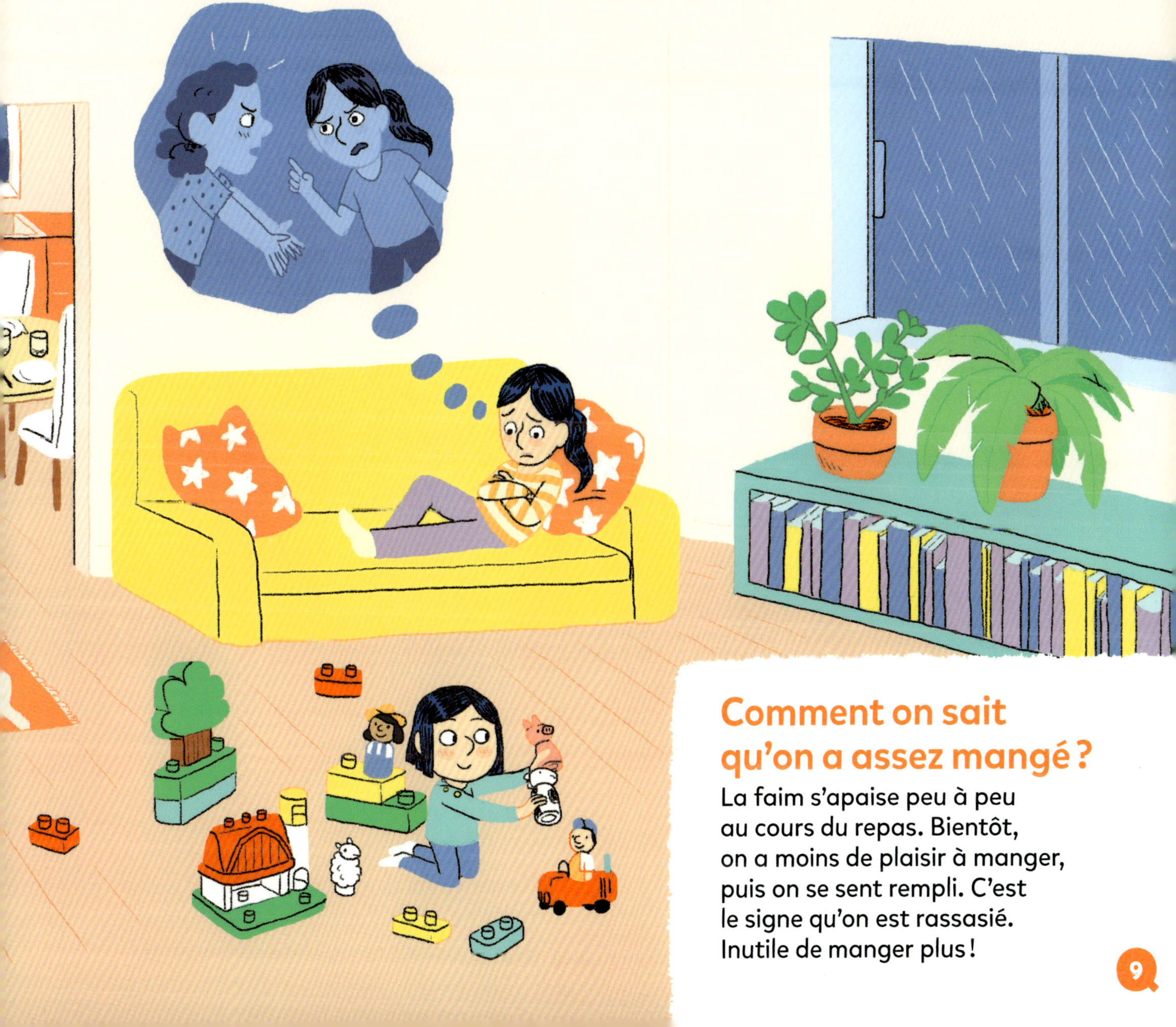

Comment on sait qu'on a assez mangé ?

La faim s'apaise peu à peu au cours du repas. Bientôt, on a moins de plaisir à manger, puis on se sent rempli. C'est le signe qu'on est rassasié. Inutile de manger plus !

Que **devient** la pomme que je mange ?

En passant dans différents organes du système digestif, la nourriture est transformée pour libérer son énergie : c'est la digestion. Ce qui n'est plus utile est éliminé.

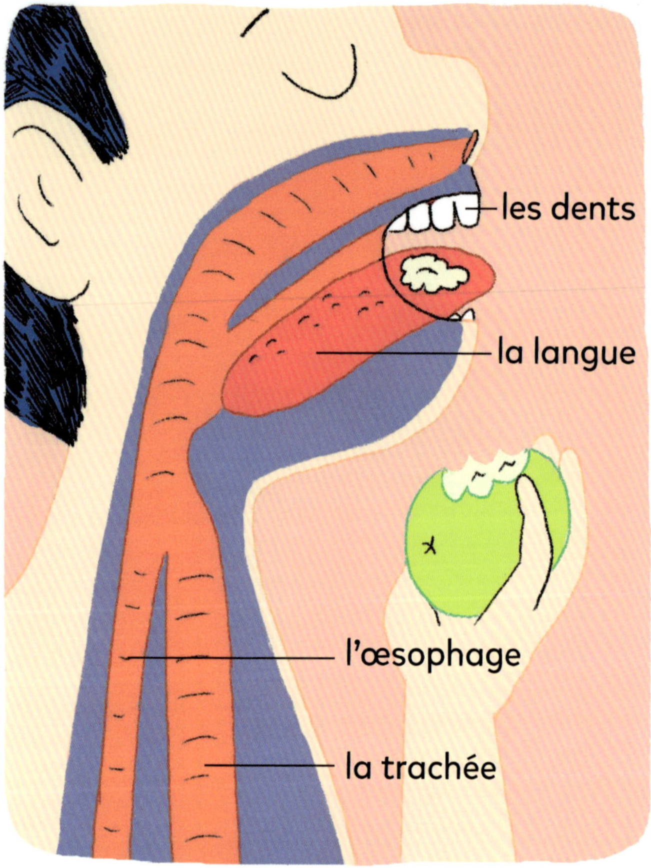

D'abord, les **dents** écrasent les aliments. Broyés et mélangés à la **salive** grâce aux mouvements de la **langue**, ils sont plus faciles à avaler.

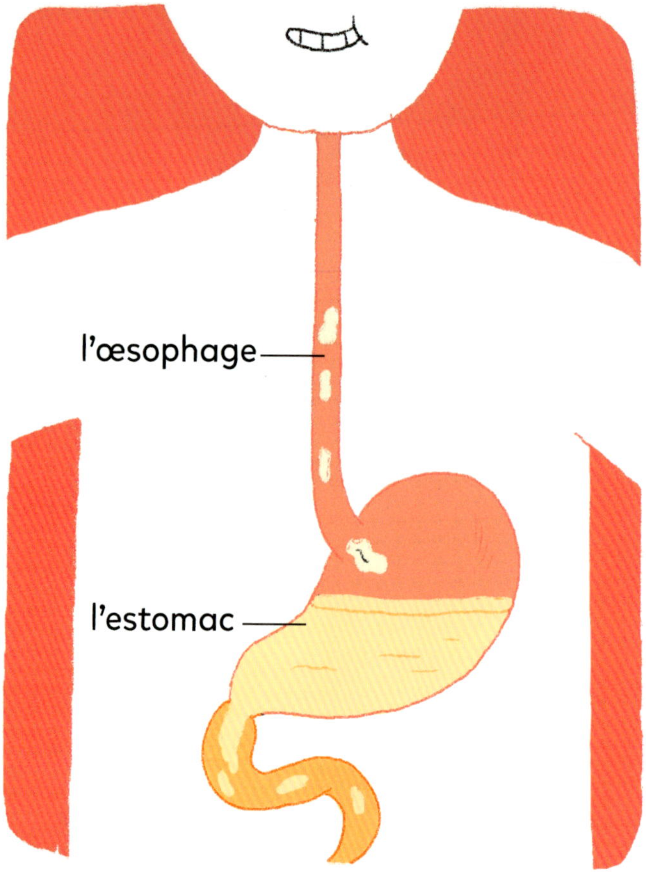

Devenus une **pâte**, les aliments descendent dans l'œsophage, puis arrivent dans l'estomac. L'estomac les malaxe et en fait de la **bouillie**.

Pour faciliter la digestion, le foie et le pancréas envoient des liquides, les **sucs digestifs**, dans l'intestin grêle. Là, les aliments libèrent leurs nutriments. Microscopiques, ceux-ci traversent la paroi de l'intestin grêle et passent dans le sang.

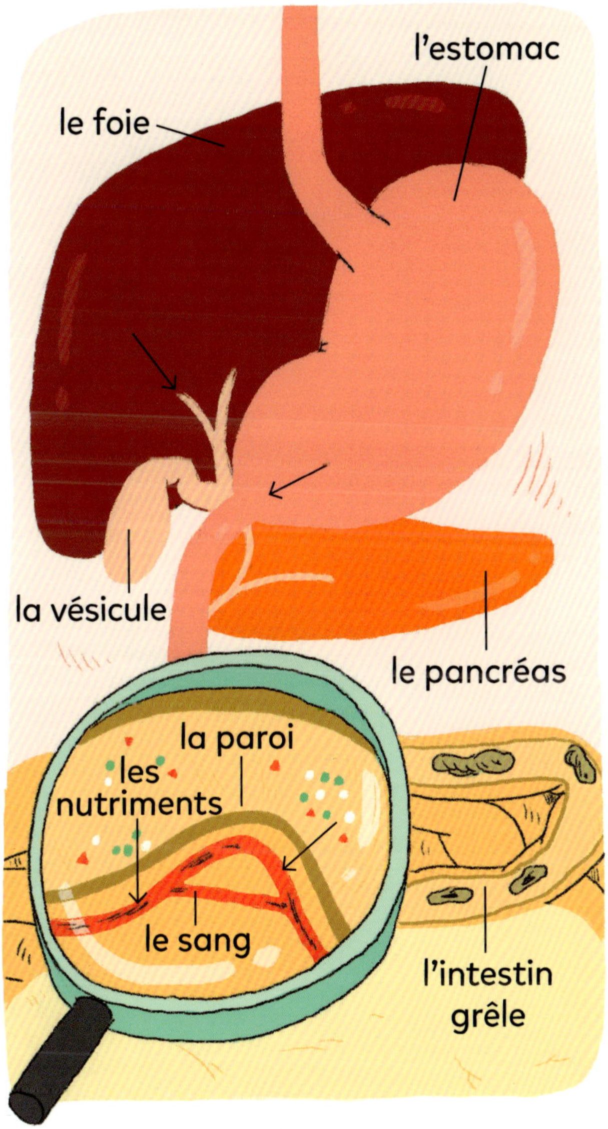

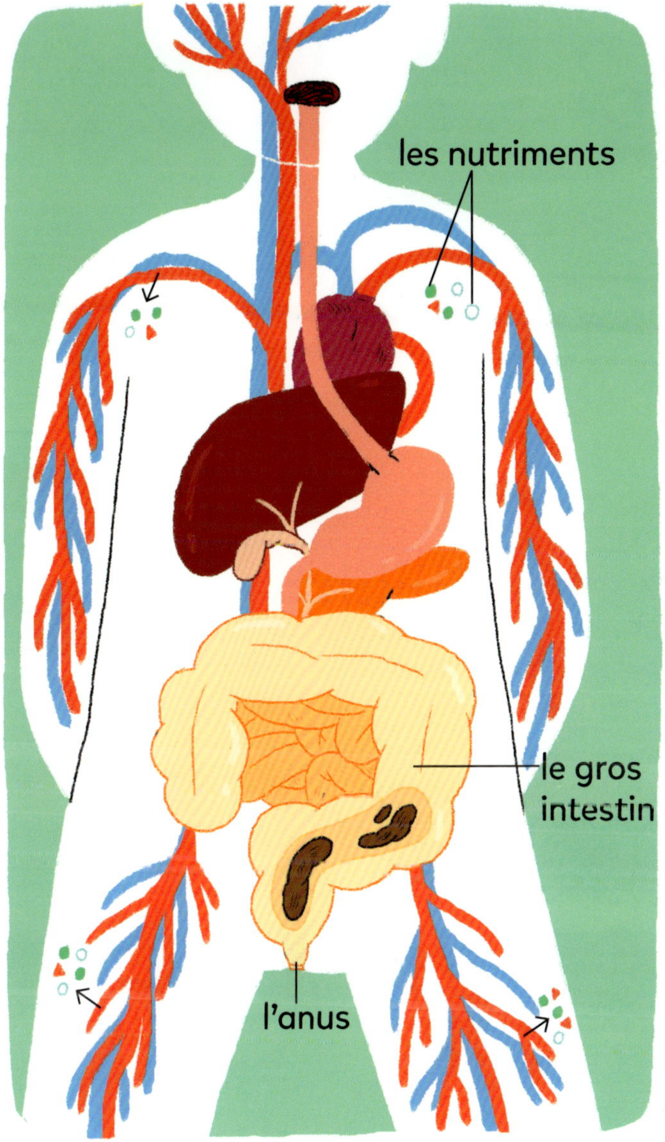

Le **sang** transporte les nutriments dans tout le corps. Les **restes** d'aliments partent dans le gros intestin. Ils sont évacués par l'anus, le trou des fesses. Voici le caca !

Comment on sent le goût des bonbons ?

Pour découvrir le monde qui t'entoure, tu utilises tes sens : la vue, l'odorat, l'ouïe, le toucher... Le goût te permet de distinguer la saveur des aliments.

Tu sens le goût du bonbon grâce aux milliers de petits boutons qui couvrent ta langue : les **papilles.** Elles captent sa saveur et transmettent cette information à ton cerveau.

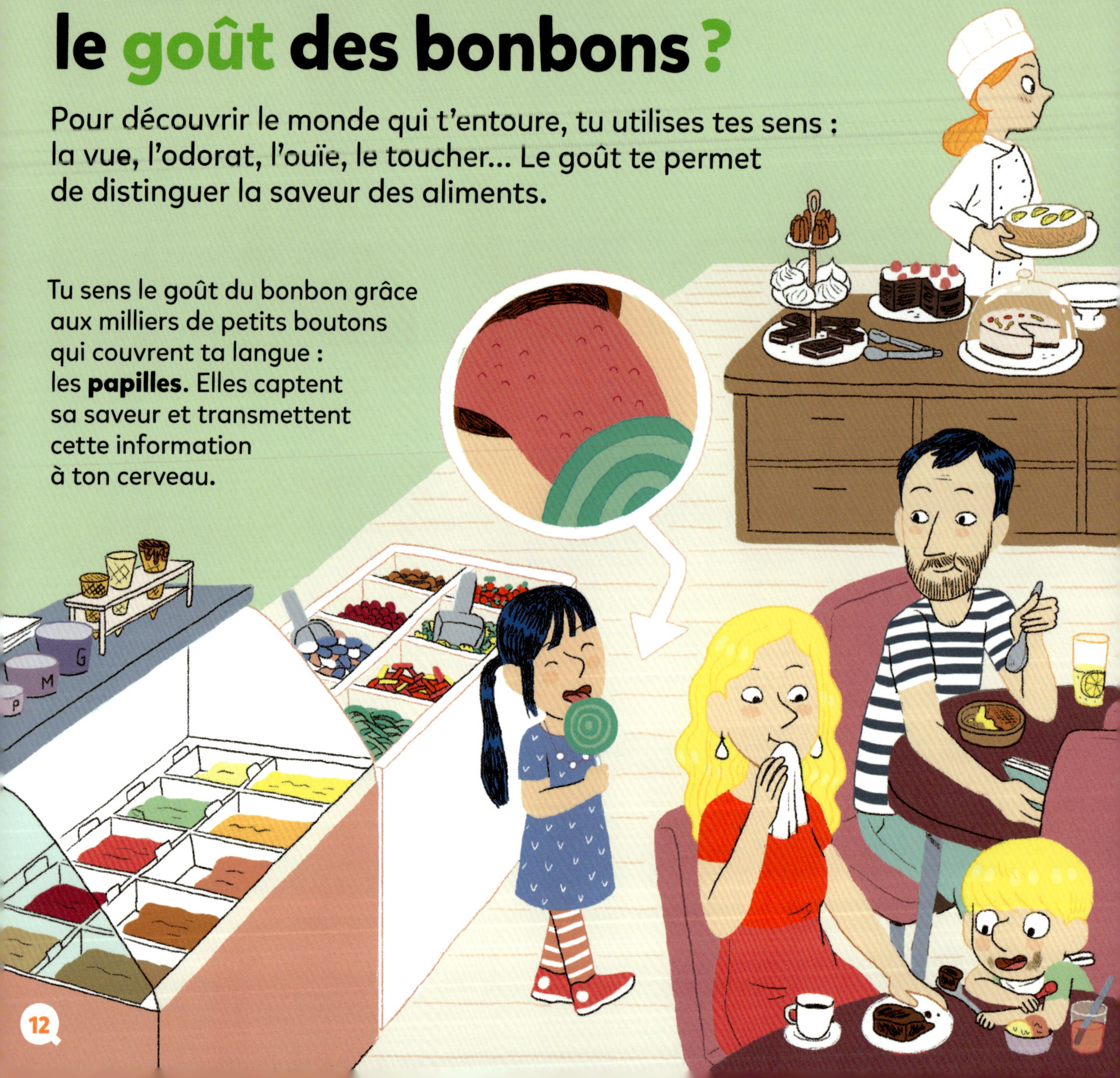

Pour apprécier un aliment, tous tes **sens** participent. La vue du gâteau, l'odeur des bonbons t'attirent. Tu sens leur texture sur ta langue. Ils fondent ou ils croquent sous tes dents.

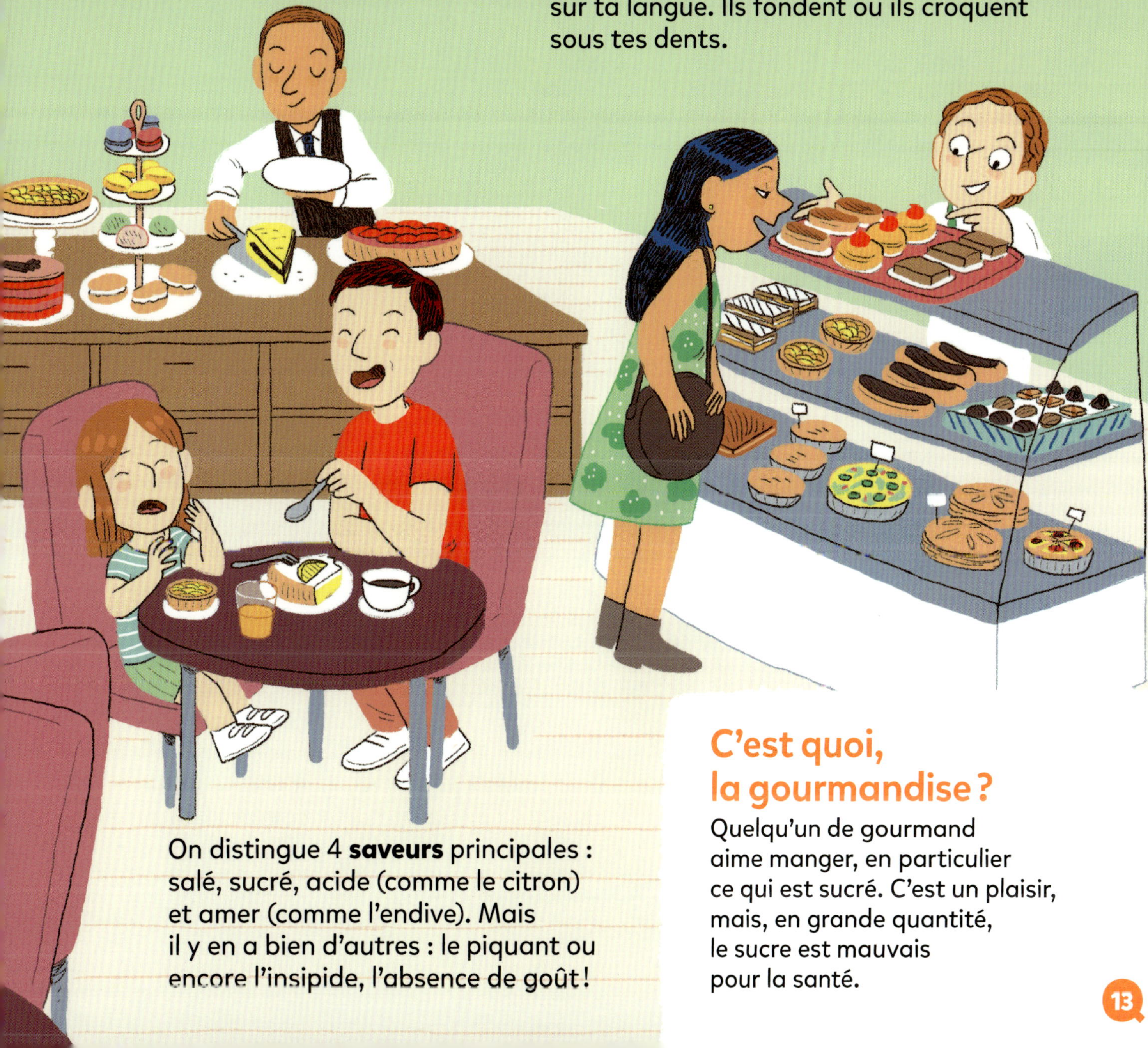

On distingue 4 **saveurs** principales : salé, sucré, acide (comme le citron) et amer (comme l'endive). Mais il y en a bien d'autres : le piquant ou encore l'insipide, l'absence de goût !

C'est quoi, la gourmandise ?

Quelqu'un de gourmand aime manger, en particulier ce qui est sucré. C'est un plaisir, mais, en grande quantité, le sucre est mauvais pour la santé.

Pourquoi **Hugo adore le chou-fleur et moi pas ?**

On a tous des goûts différents, des aliments qu'on préfère ou qu'on déteste. Nos goûts se forment dès l'enfance, mais ils changent aussi en grandissant.

Depuis qu'il est petit, Hugo **apprécie** les goûts forts. Il raffole du chou-fleur. L'odeur que dégage ce légume, quand on le cuit, ne le dérange pas et le met en appétit.

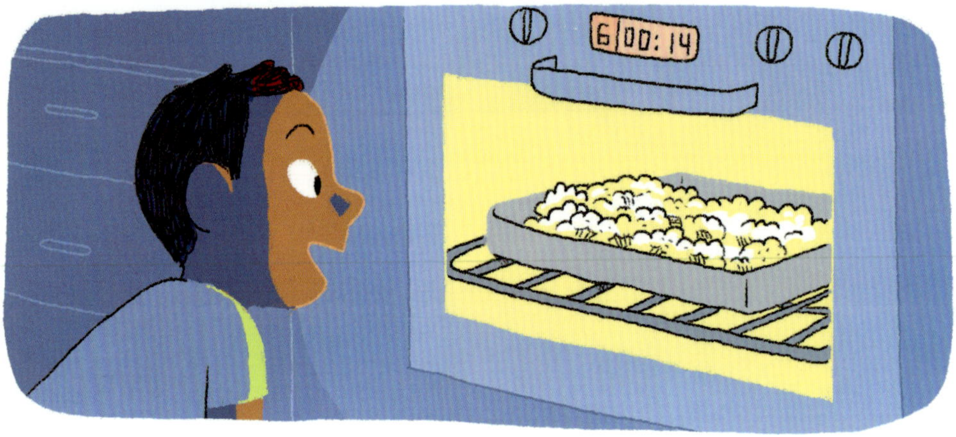

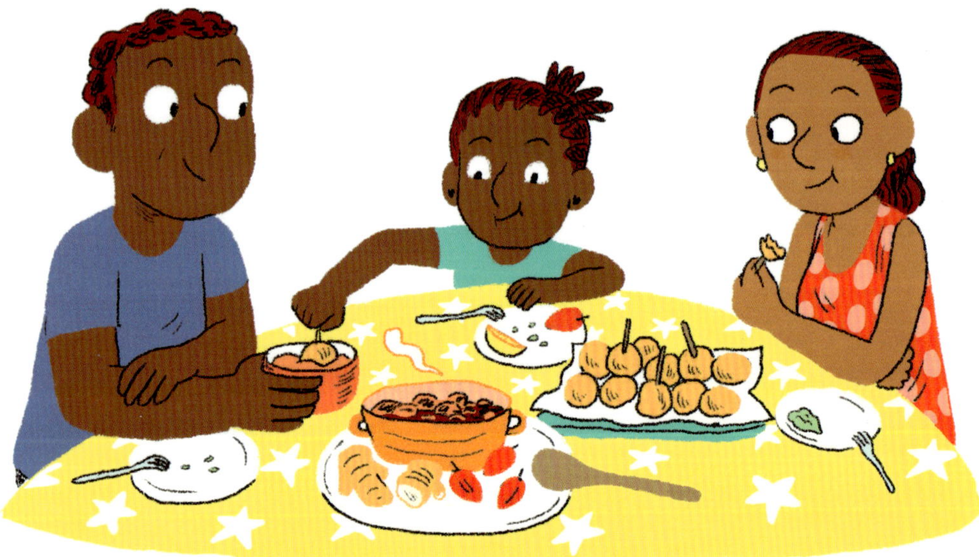

Les saveurs qu'on découvre pendant l'**enfance** forment nos goûts. Les parents d'Alice cuisinent souvent des plats épicés. Elle adore ce qui est piquant, car elle y est habituée.

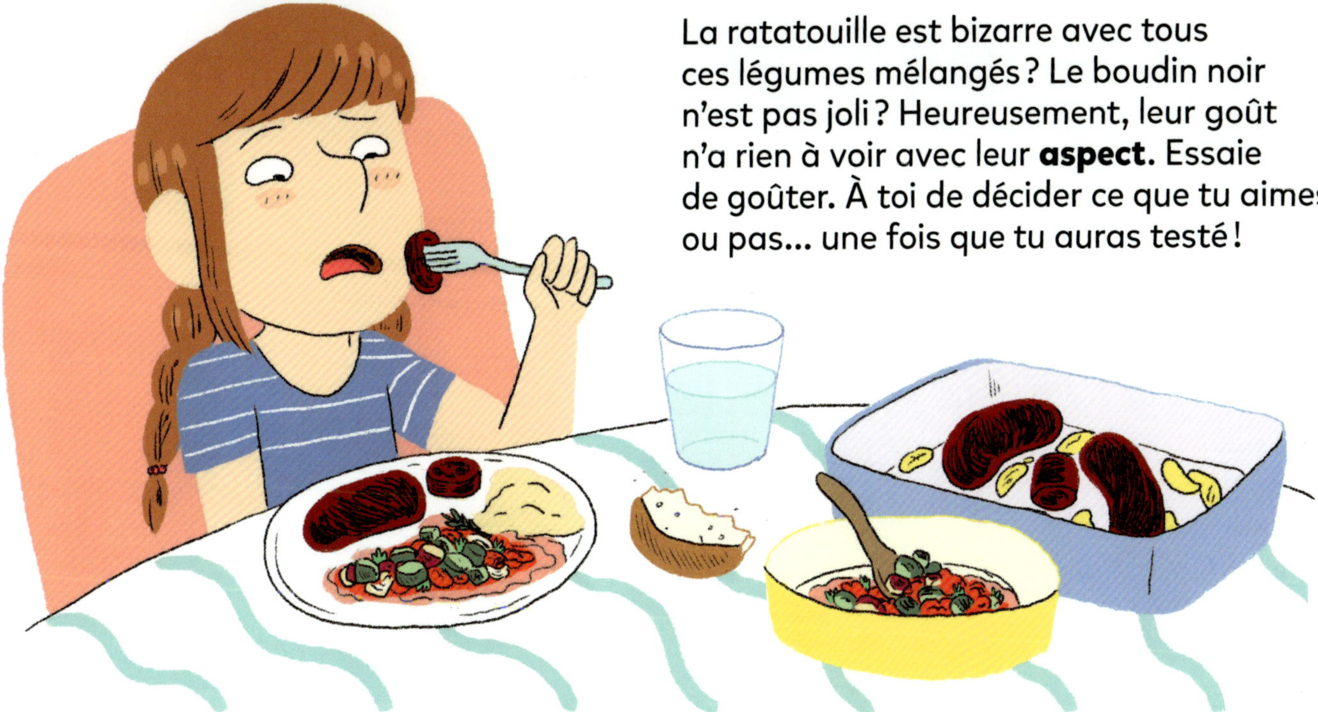

La ratatouille est bizarre avec tous ces légumes mélangés ? Le boudin noir n'est pas joli ? Heureusement, leur goût n'a rien à voir avec leur **aspect**. Essaie de goûter. À toi de décider ce que tu aimes ou pas… une fois que tu auras testé !

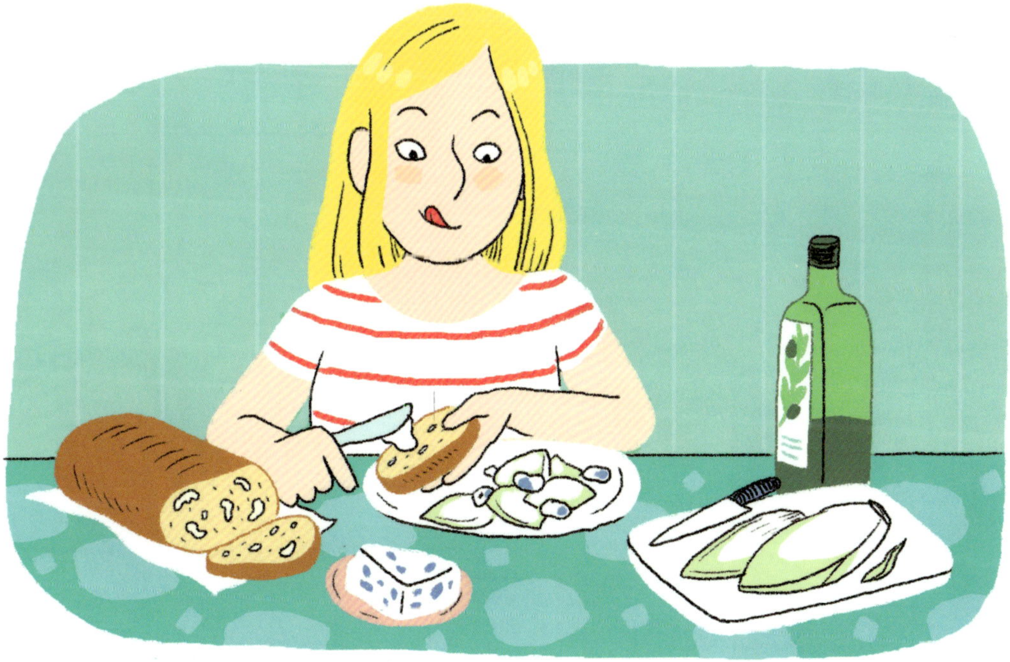

En grandissant, on se met à apprécier des plats que l'on refusait enfant. Le goût **évolue** avec l'âge : souvent, on aime des saveurs plus fortes et originales.

C'est quoi, une allergie alimentaire ?

Quand on est allergique, on doit absolument éviter certains aliments qui rendent malades. Heureusement, la plupart des allergies peuvent être traitées.

Léa est allergique à l'œuf. Si elle mange quelque chose qui en contient, même un tout petit peu, elle a des démangeaisons partout et du mal à respirer. Sa vie est en **danger** ! Son corps réagit très fortement, comme si cet aliment était un **poison**.

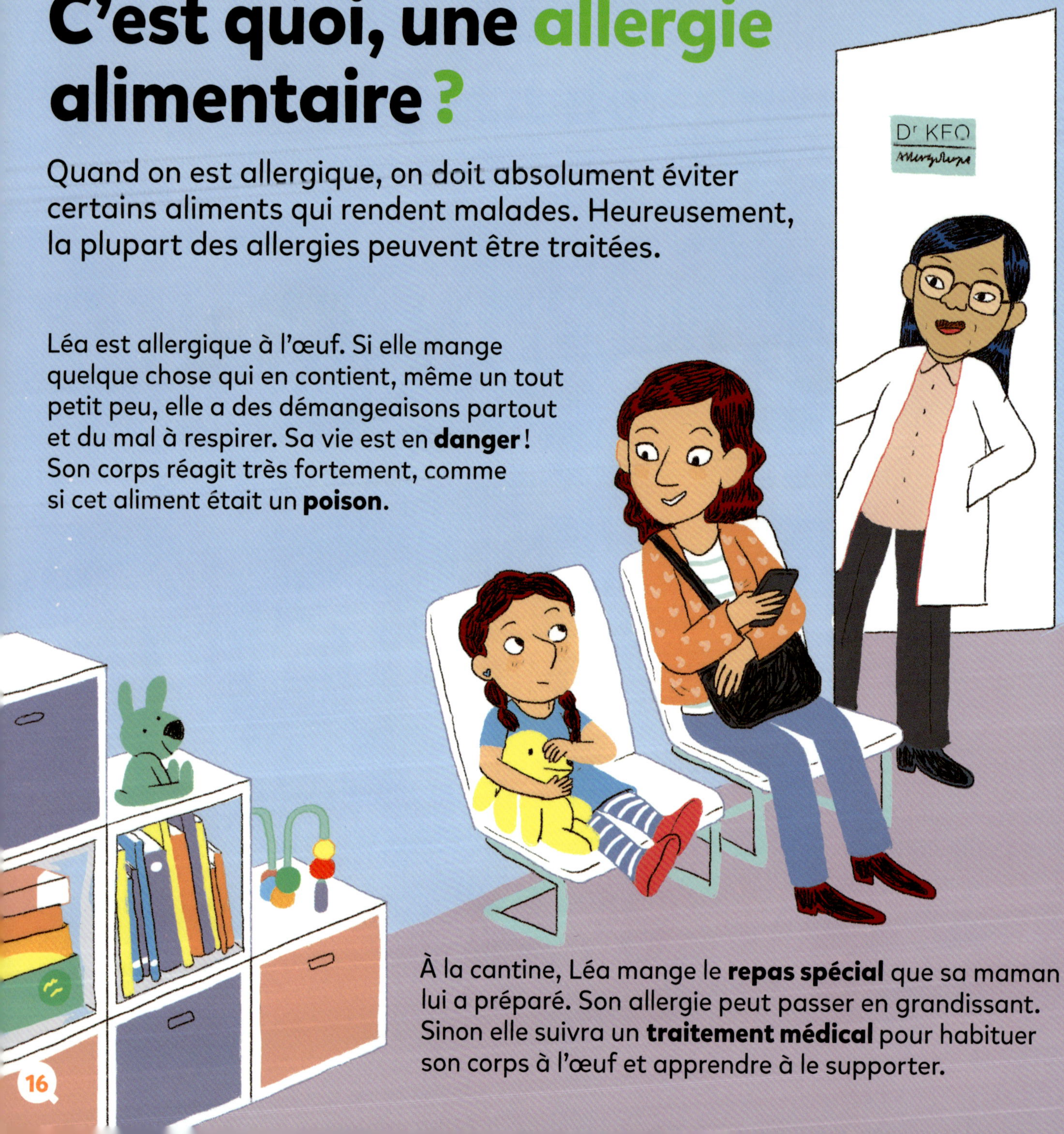

À la cantine, Léa mange le **repas spécial** que sa maman lui a préparé. Son allergie peut passer en grandissant. Sinon elle suivra un **traitement médical** pour habituer son corps à l'œuf et apprendre à le supporter.

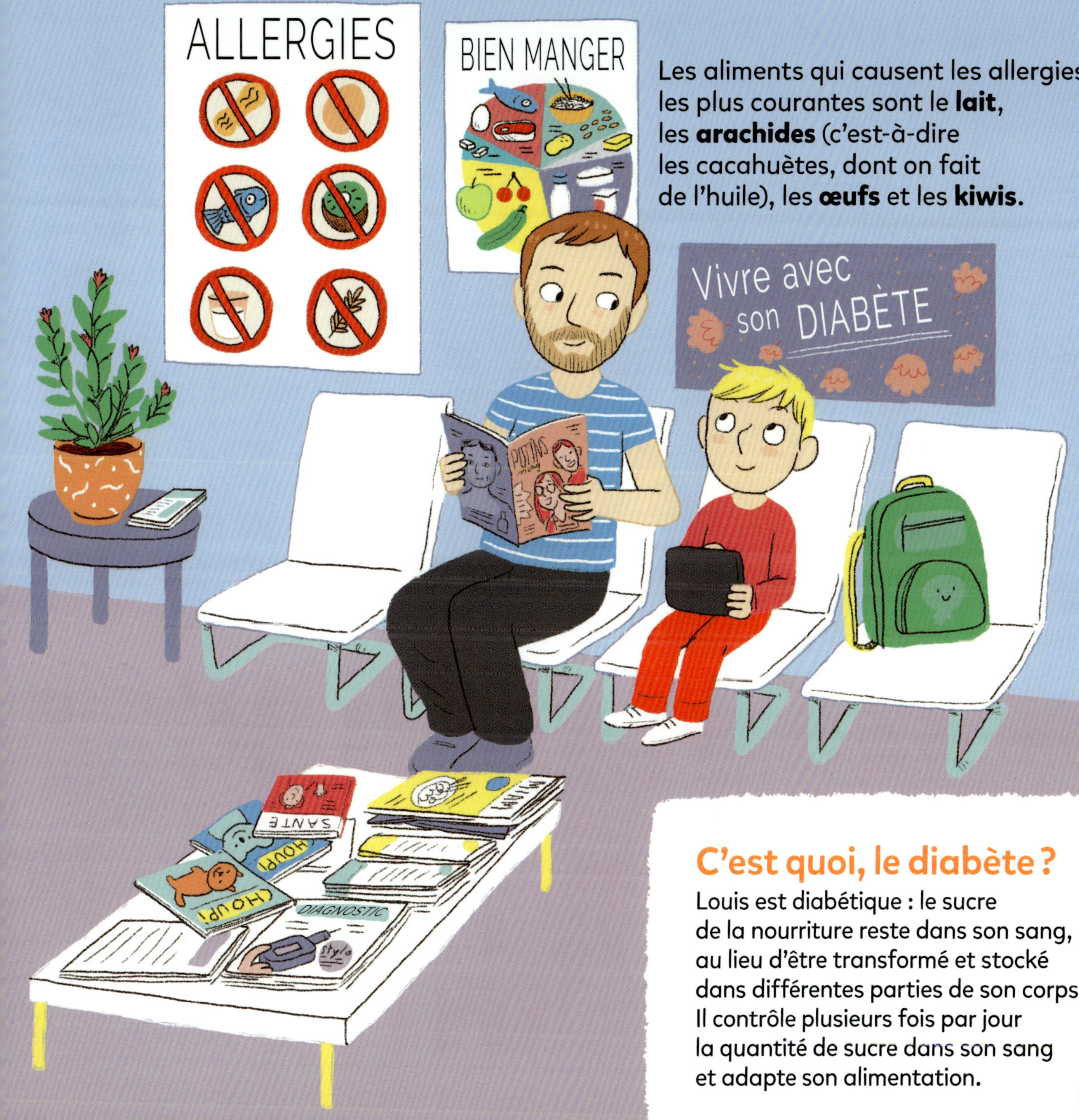

Les aliments qui causent les allergies les plus courantes sont le **lait**, les **arachides** (c'est-à-dire les cacahuètes, dont on fait de l'huile), les **œufs** et les **kiwis**.

C'est quoi, le diabète ?

Louis est diabétique : le sucre de la nourriture reste dans son sang, au lieu d'être transformé et stocké dans différentes parties de son corps. Il contrôle plusieurs fois par jour la quantité de sucre dans son sang et adapte son alimentation.

Pourquoi je ne mange pas des frites tous les jours ?

Pour être en pleine forme, tu as besoin d'une grande variété d'aliments. Tu manges donc de tout, mais pas dans les mêmes quantités.

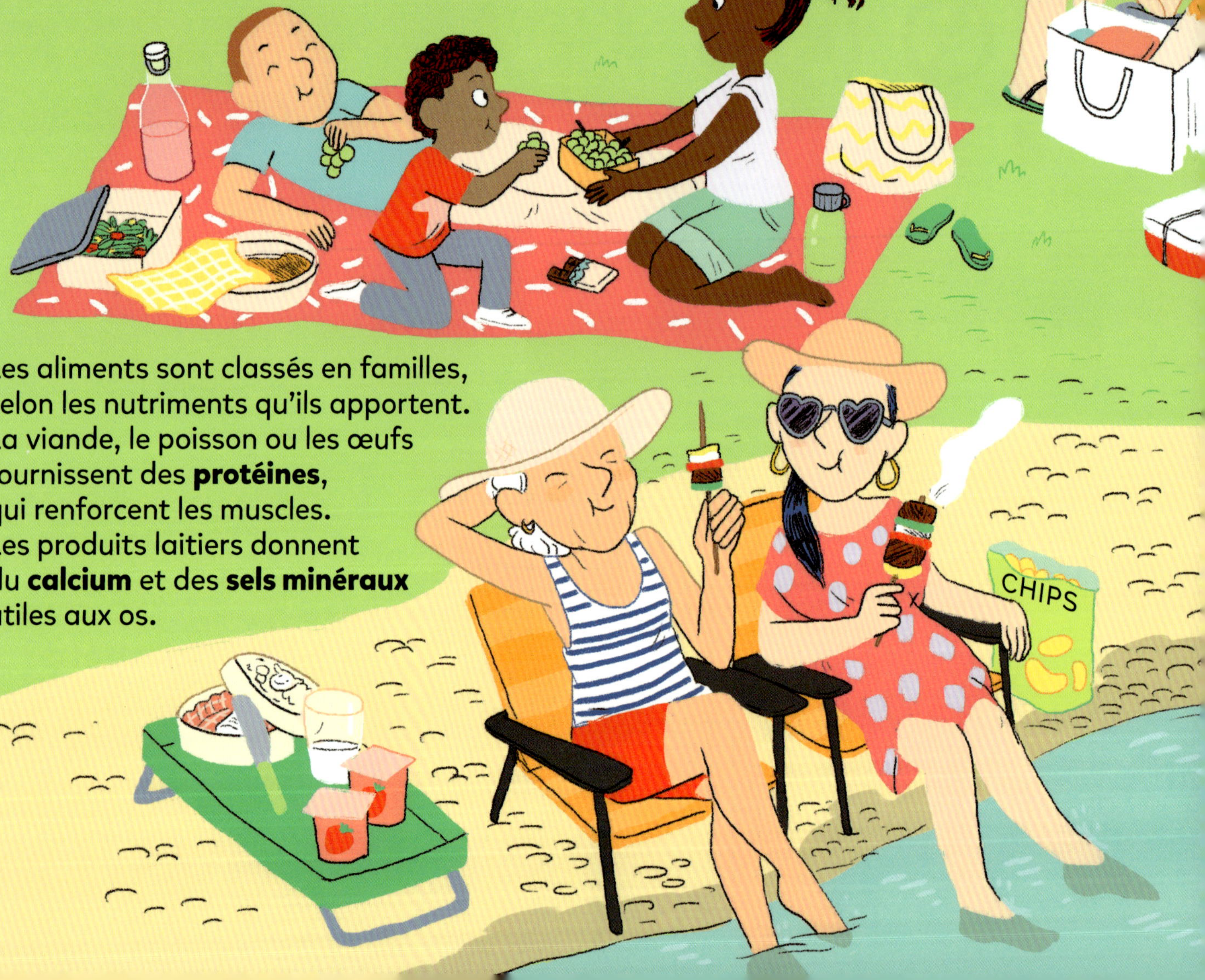

Les aliments sont classés en familles, selon les nutriments qu'ils apportent. La viande, le poisson ou les œufs fournissent des **protéines**, qui renforcent les muscles. Les produits laitiers donnent du **calcium** et des **sels minéraux** utiles aux os.

Pleins de **vitamines** et de **fibres**, fruits et légumes aident à rester en bonne santé et à digérer. On conseille d'en manger au moins 5 portions par jour.

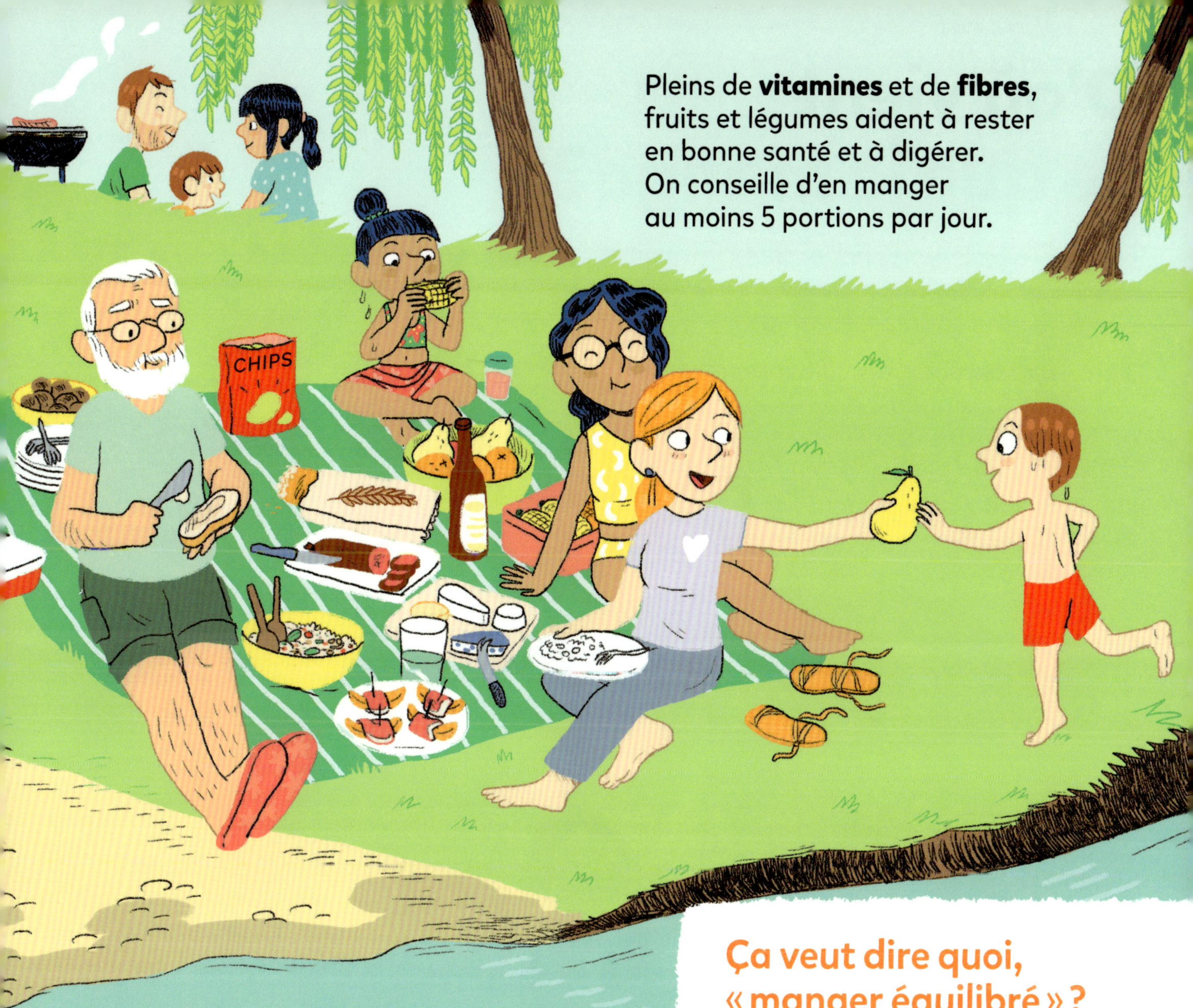

Le riz, les pâtes, les lentilles, les pommes de terre… sont des **glucides**. Ils nous fournissent de l'énergie. L'huile et le beurre sont des **lipides**, des graisses. Elles permettent entre autres de stocker de l'énergie.

Ça veut dire quoi, « manger équilibré » ?

C'est prendre à chaque repas fruits, légumes, glucides et produits laitiers. Une fois par jour : viande, poisson ou œufs. Ce qui est très gras, comme les frites, ou très sucré : seulement une fois de temps en temps !

D'où vient ce que je mange ?

Nos aliments sont issus des plantes et des animaux. Les agriculteurs cultivent la terre et élèvent des bêtes pour en tirer notre nourriture.

Dans leurs **champs**, les cultivateurs sèment les graines qui donneront au fil des saisons des légumes, des fruits… On peut acheter leurs produits directement au **marché**.

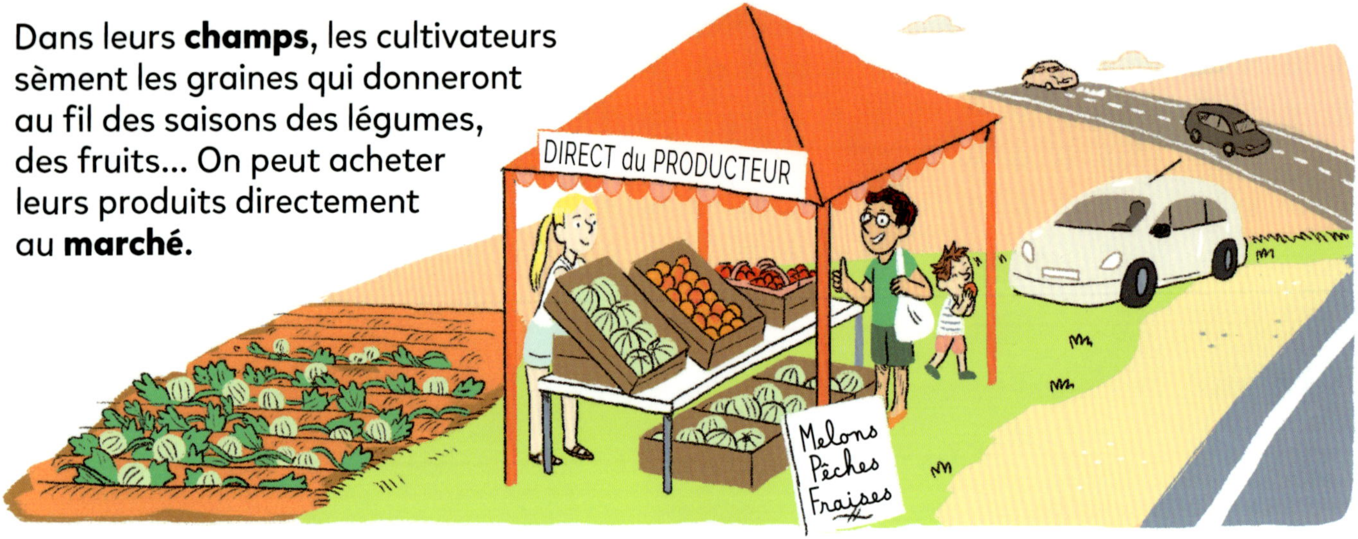

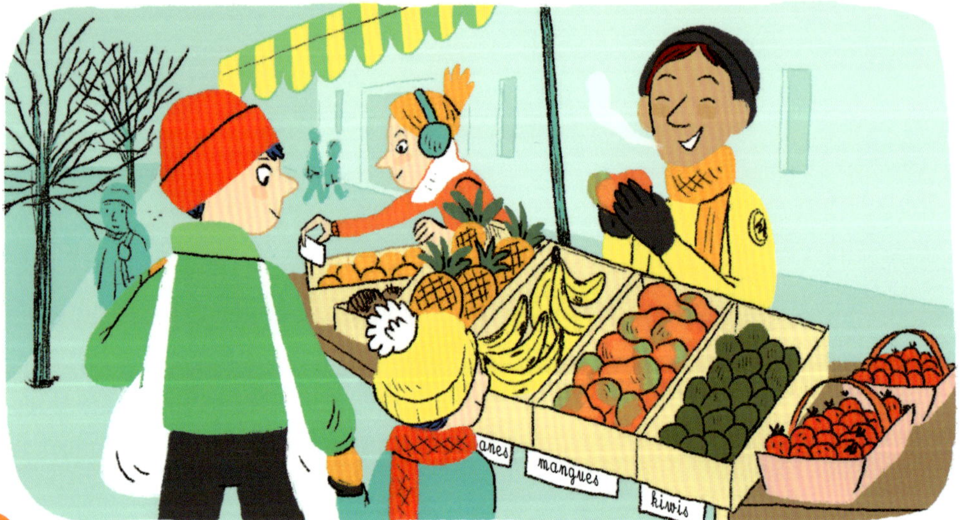

En hiver, on savoure des fruits exotiques venus des pays chauds : ananas, mangue, grenade… Là-bas, c'est la pleine saison. Mais, en France, ce n'est pas la **saison** des fraises. Celles que tu vois n'ont pas mûri naturellement.

Les aliments qui composent ta pizza **viennent** parfois de très **loin.** La farine de blé peut provenir de France, les tomates de Chine, les champignons de Pologne, les olives d'Espagne et le jambon de Grande-Bretagne !

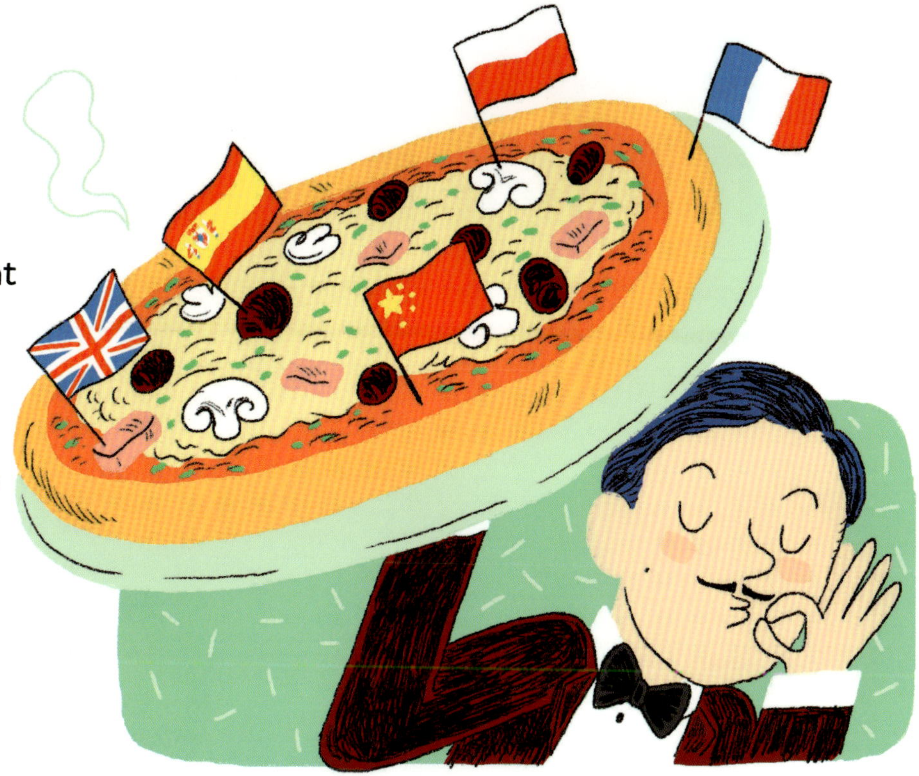

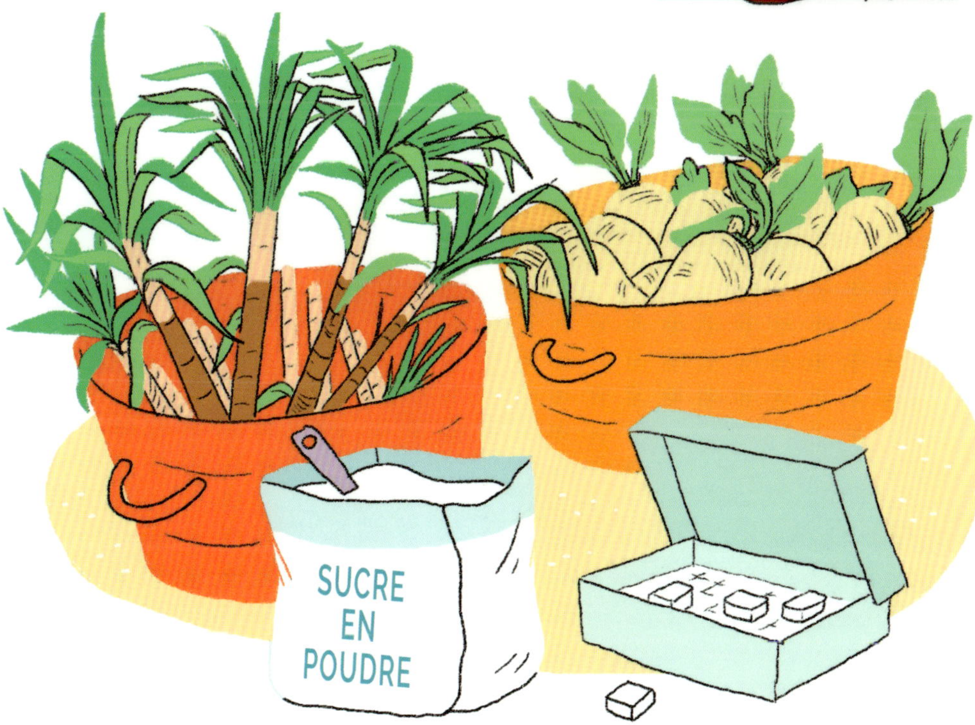

Le **sucre** vient de la betterave sucrière ou de la canne à sucre. On presse ces plantes pour en extraire un jus sucré. On y ajoute différents produits, avant de le chauffer pour qu'il forme des cristaux.

Pourquoi Lison ne mange pas de viande à la cantine ?

La viande, c'est la chair des animaux. Certaines personnes choisissent de ne pas en manger du tout. D'autres ne consomment pas certains animaux, car elles suivent les règles de leur religion.

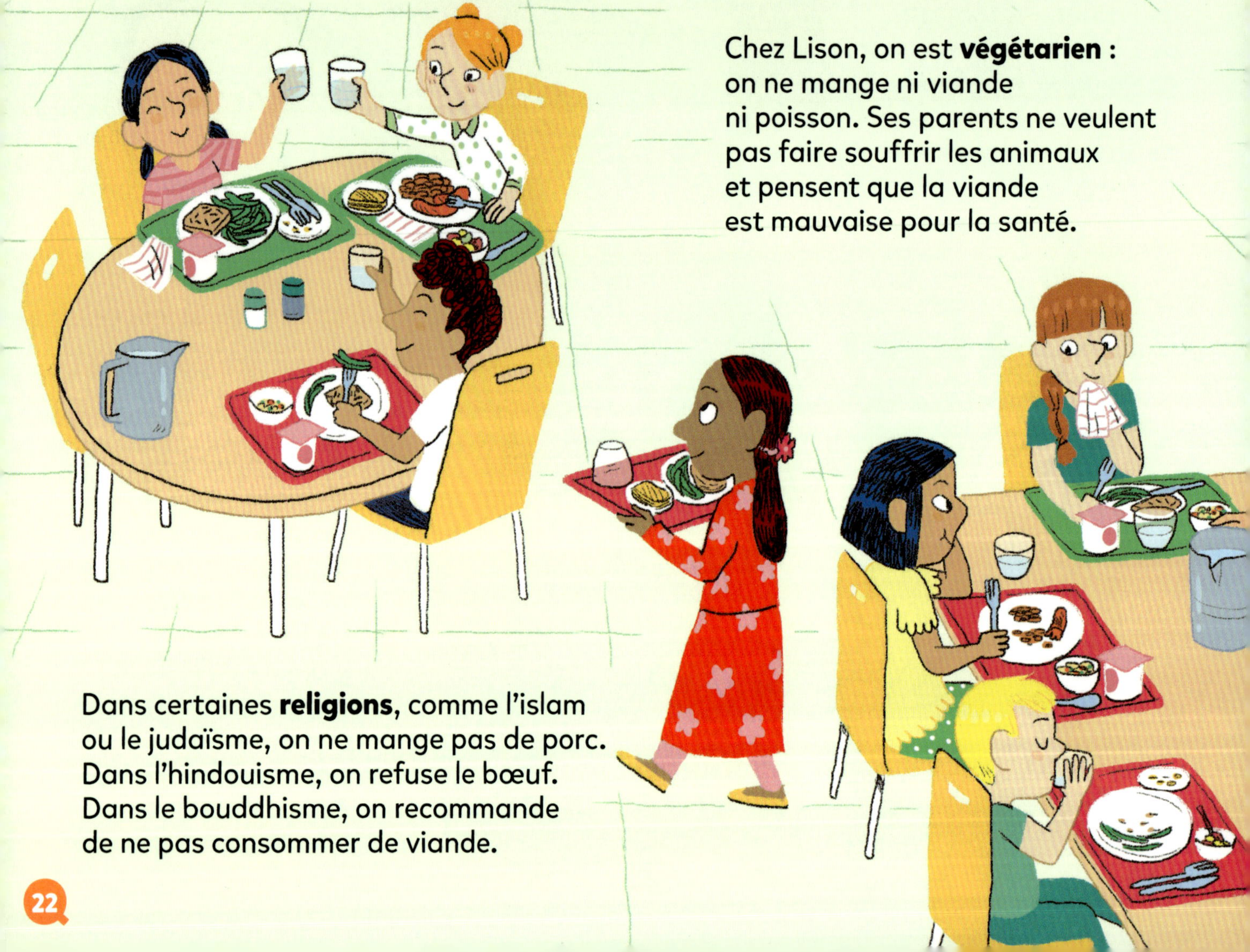

Chez Lison, on est **végétarien** : on ne mange ni viande ni poisson. Ses parents ne veulent pas faire souffrir les animaux et pensent que la viande est mauvaise pour la santé.

Dans certaines **religions**, comme l'islam ou le judaïsme, on ne mange pas de porc. Dans l'hindouisme, on refuse le bœuf. Dans le bouddhisme, on recommande de ne pas consommer de viande.

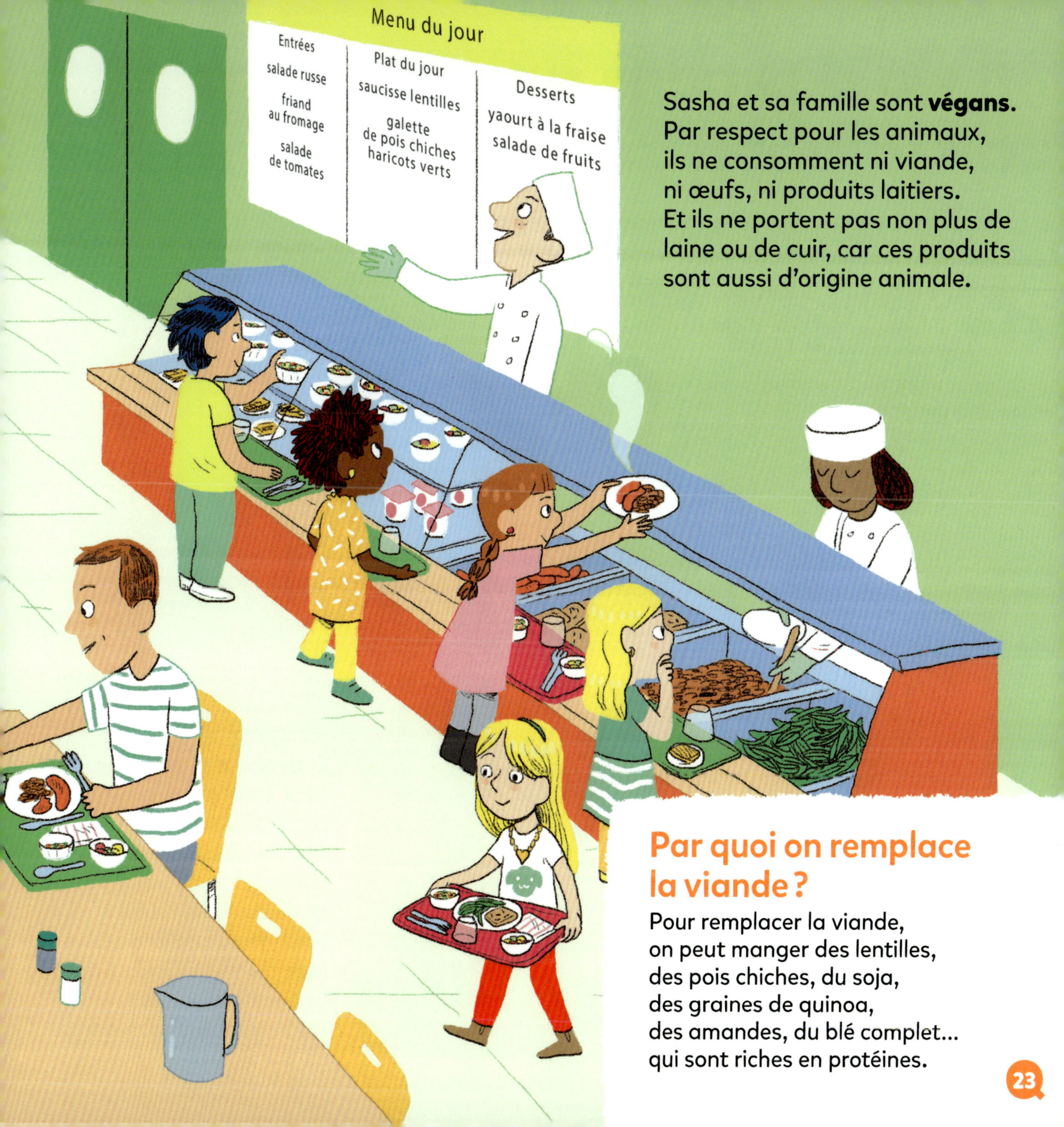
Menu du jour
Entrées
salade russe
friand au fromage
salade de tomates
Plat du jour
saucisse lentilles
galette de pois chiches haricots verts
Desserts
yaourt à la fraise
salade de fruits

Sasha et sa famille sont **végans.** Par respect pour les animaux, ils ne consomment ni viande, ni œufs, ni produits laitiers. Et ils ne portent pas non plus de laine ou de cuir, car ces produits sont aussi d'origine animale.

Par quoi on remplace la viande ?

Pour remplacer la viande, on peut manger des lentilles, des pois chiches, du soja, des graines de quinoa, des amandes, du blé complet... qui sont riches en protéines.

Il y a des gens qui mangent du jambon au **petit déjeuner ?**

Le matin, quand tu te réveilles, ton corps a puisé toute la nuit dans ses réserves. Un bon petit déjeuner complet va lui redonner de l'énergie !

En semaine, le matin, on est **pressé** ! Souvent, on avale vite son petit déjeuner. Et puis on n'a pas toujours très faim.

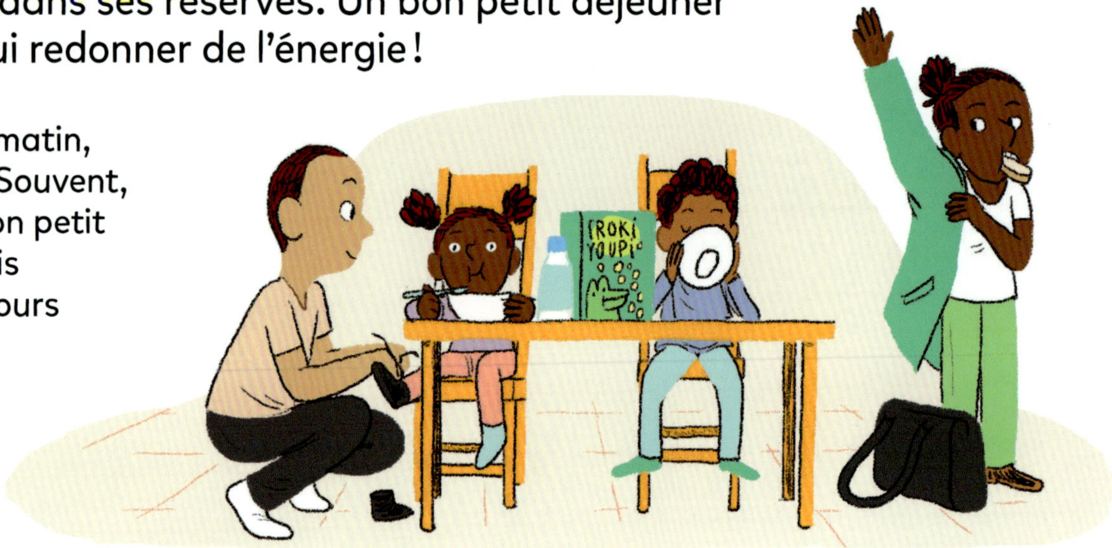

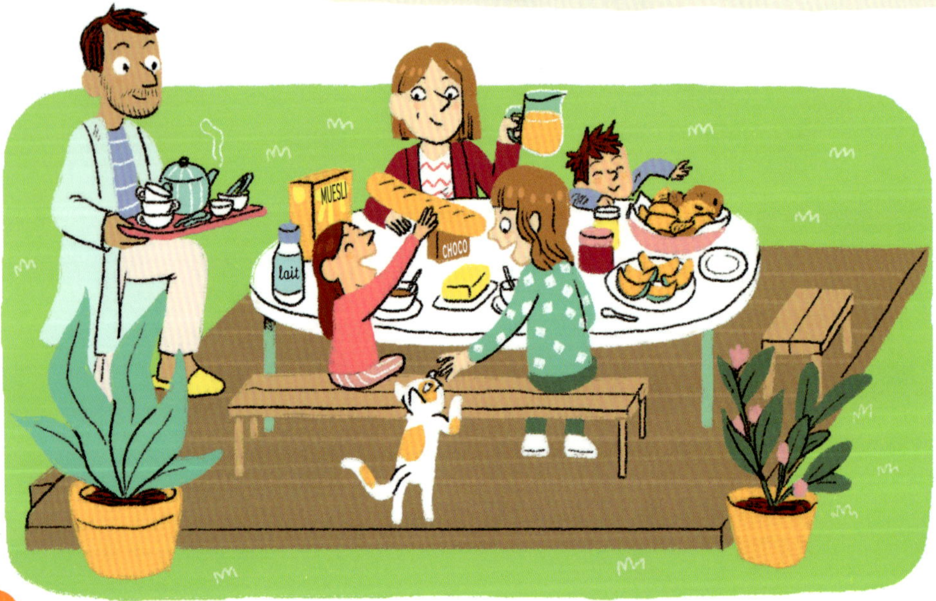

Heureusement, le week-end, on peut prendre **tout son temps** pour petit-déjeuner en famille ! Des céréales complètes, du pain et du miel, un yaourt et un fruit : voilà de quoi bien démarrer la journée. Tu peux aussi manger **salé** : jambon, fromage...

Le matin, en **Grande-Bretagne**, on prend des œufs, des saucisses et des haricots à la sauce tomate. En **Norvège**, on apprécie le poisson fumé. Au **Mexique**, on déguste des grillades.

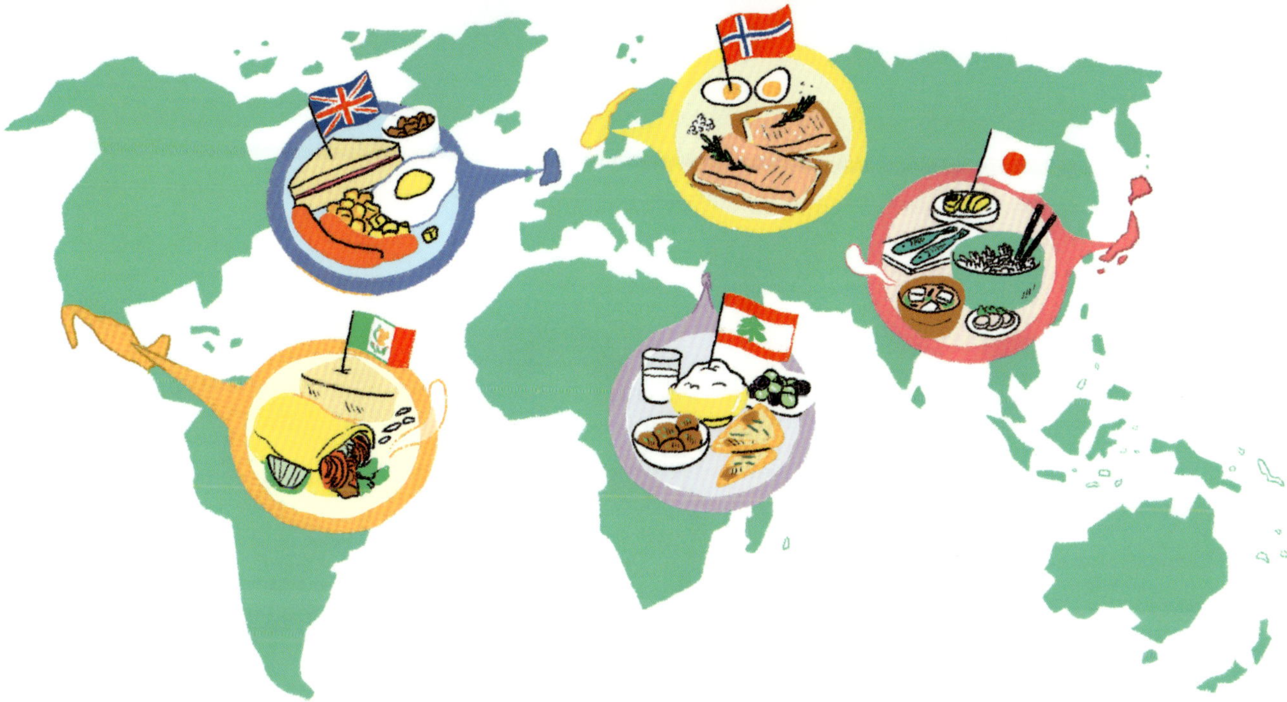

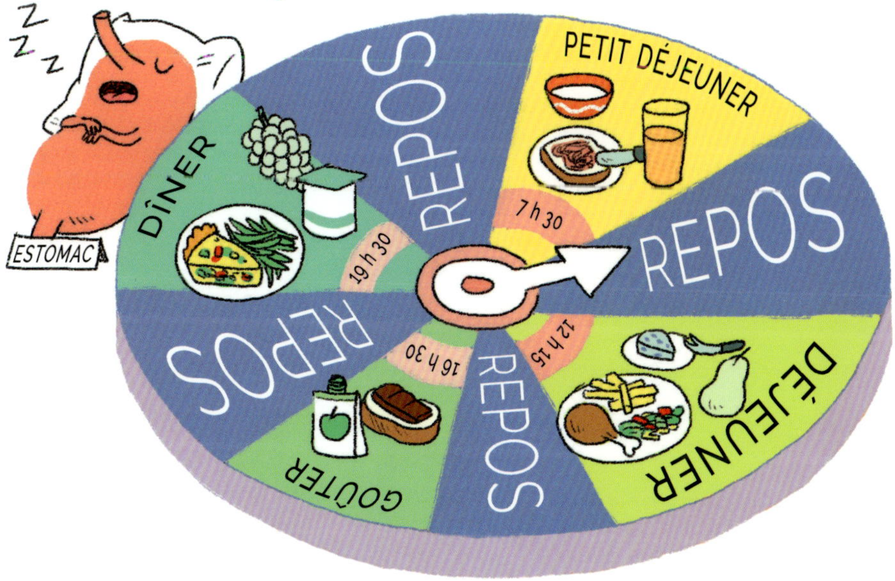
ESTOMAC
PETIT DÉJEUNER
7 h 30
REPOS
DÉJEUNER
12 h 15
REPOS
GOÛTER
16 h 30
REPOS
DÎNER
19 h 30
REPOS

Ton corps a besoin de s'alimenter à **intervalles réguliers.** 4 repas rythment ta journée : le petit déjeuner, le déjeuner, le goûter et le dîner. Mais pas de grignotage entre les repas, ton estomac a aussi besoin de **repos** !

Depuis quand ça existe, les fast-foods ?

Manger au fast-food, c'est rapide, pratique et rigolo pour les enfants ! On peut manger avec les doigts et même jouer !

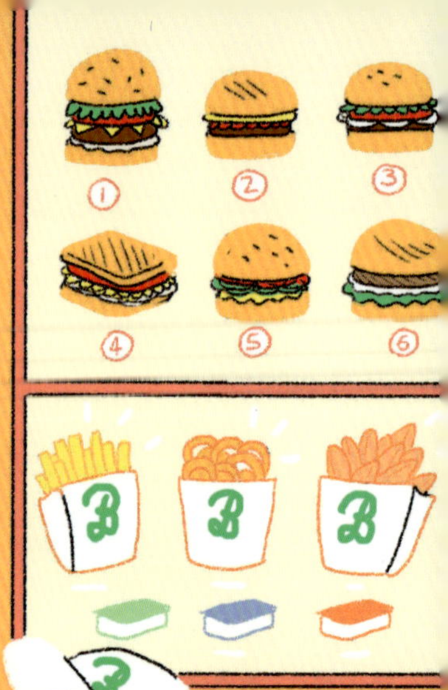

Le fast-food, ou **restauration rapide**, a été inventé aux États-Unis il y a plus de 60 ans. Le but : manger rapidement sur place, ou emporter un plat au bureau quand on ne peut pas rentrer déjeuner chez soi.

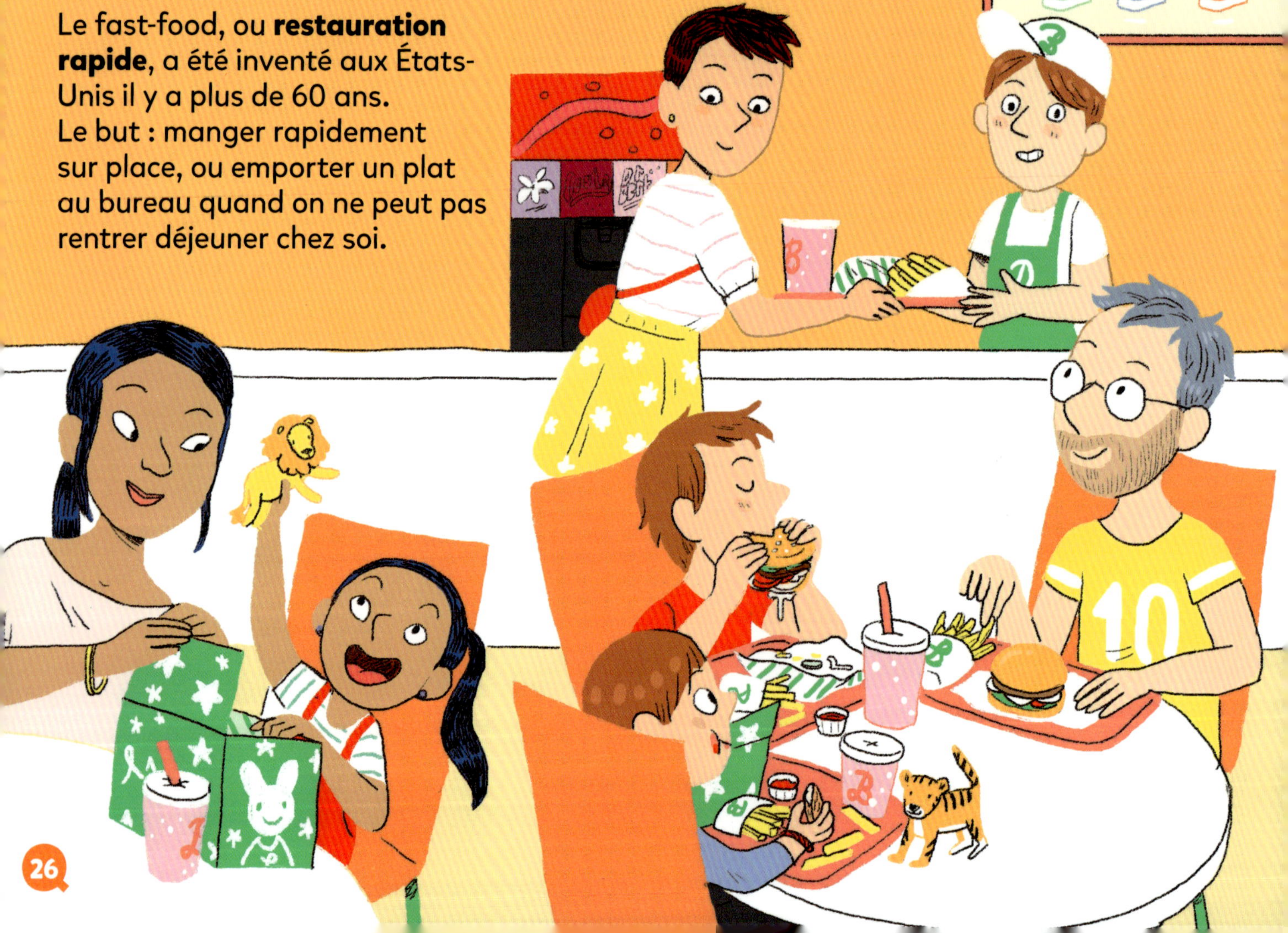

Au menu : hamburgers, beignets, glaces, frites, sodas… C'est bon au goût, mais c'est trop gras, trop salé et trop sucré. Ce n'est **pas** du tout **équilibré** !

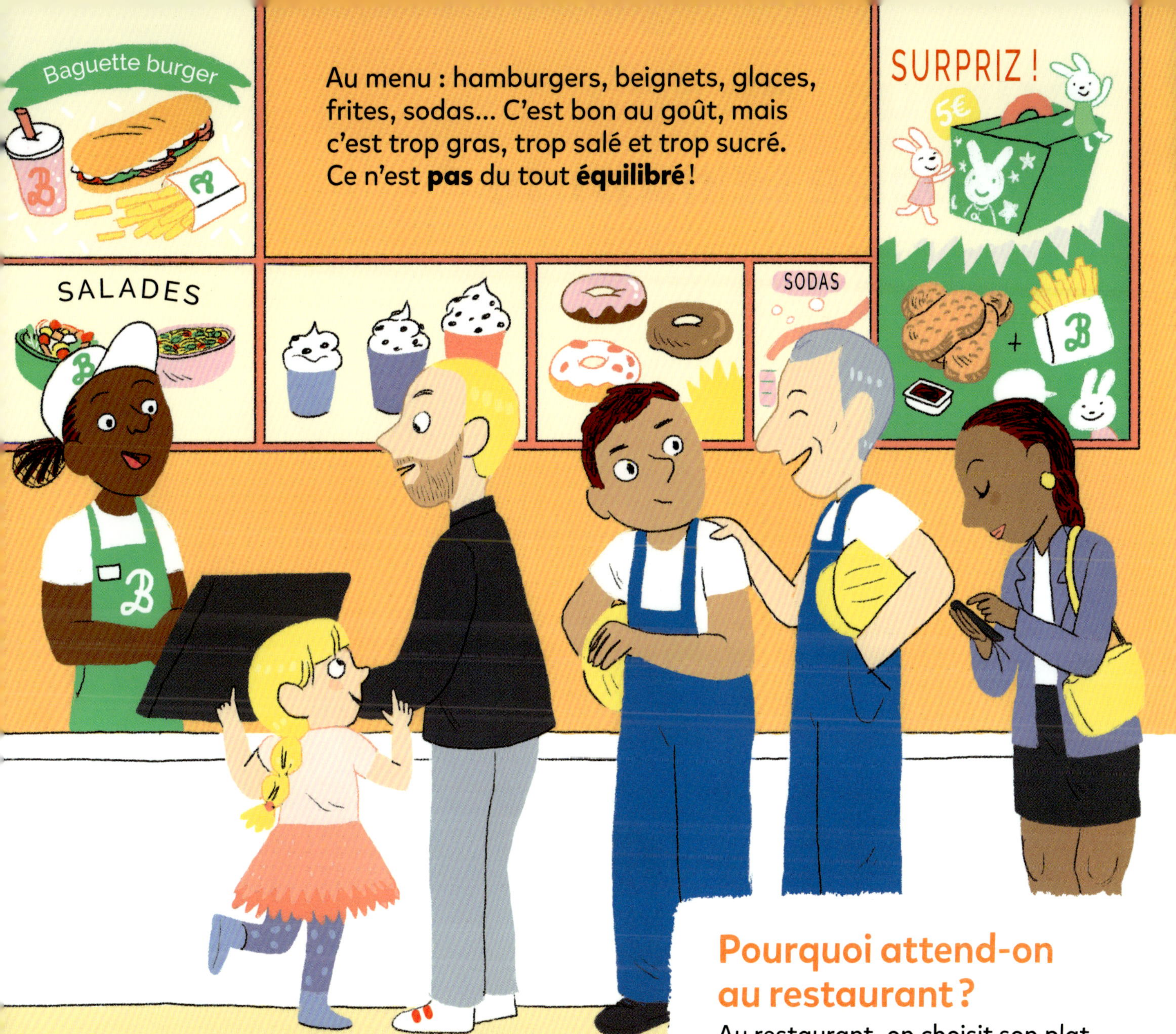

Il existe des fast-foods **partout** dans le monde. Les plats sont souvent adaptés à la cuisine locale, par exemple des hamburgers à la sauce aigre-douce au Japon, ou des *wraps* au fromage indien en Inde.

Pourquoi attend-on au restaurant ?

Au restaurant, on choisit son plat sur le menu. Puis on attend. Le chef cuisine chaque plat directement, avec des produits frais. Cela prend du temps. Mais on se régale ensuite à déguster ses recettes !

Pourquoi on fait des **rots** et des **pets** ?

Parfois, le corps fait de drôles de bruits quand on mange ou qu'on digère ! Ce n'est pas très élégant ni très poli, mais c'est naturel, et on ne peut pas toujours les contrôler !

Burp ! Théo rote. Le **gaz** contenu dans son soda **dérange** son estomac. Il remonte et ressort par sa bouche. On rote aussi quand on avale de l'air en mangeant trop vite.

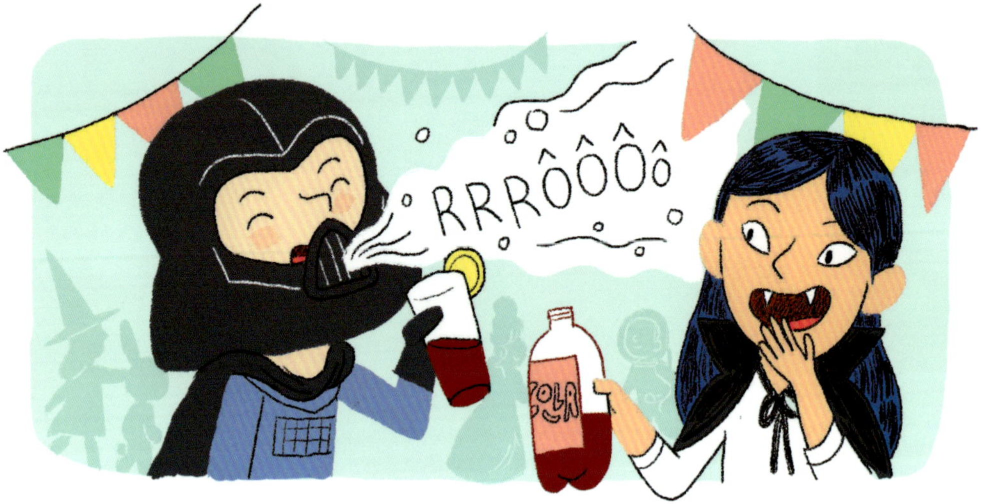

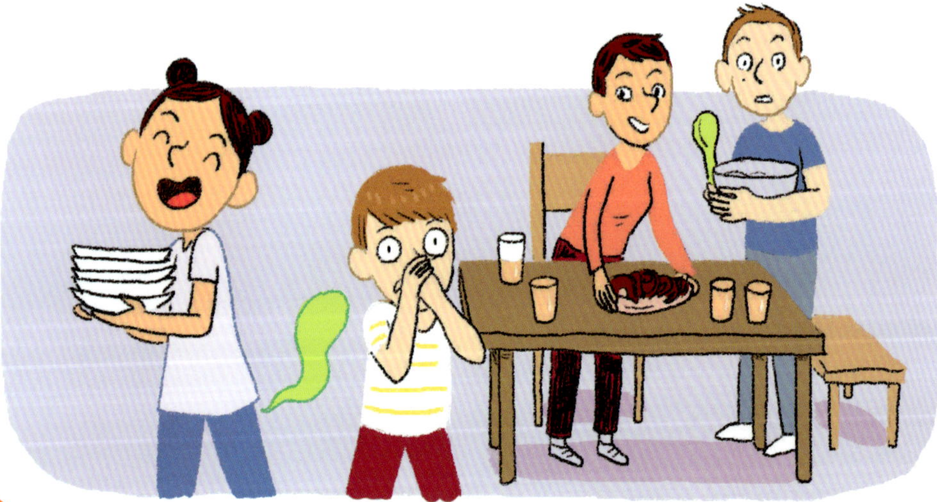

En se **décomposant** dans le gros intestin, les restes de la digestion dégagent des gaz. Ils sont expulsés par l'anus. Prout ! Cela sent parfois très mauvais, surtout si on a mangé du fromage ou de la viande rouge.

Pour que ta digestion se passe bien, ne fais pas comme Lucie et sa maman ! Prends ton temps, mange dans le **calme** sans faire autre chose en même temps. Fais des repas équilibrés et du sport. Cela t'évitera de devenir trop gros et de risquer des problèmes de santé.

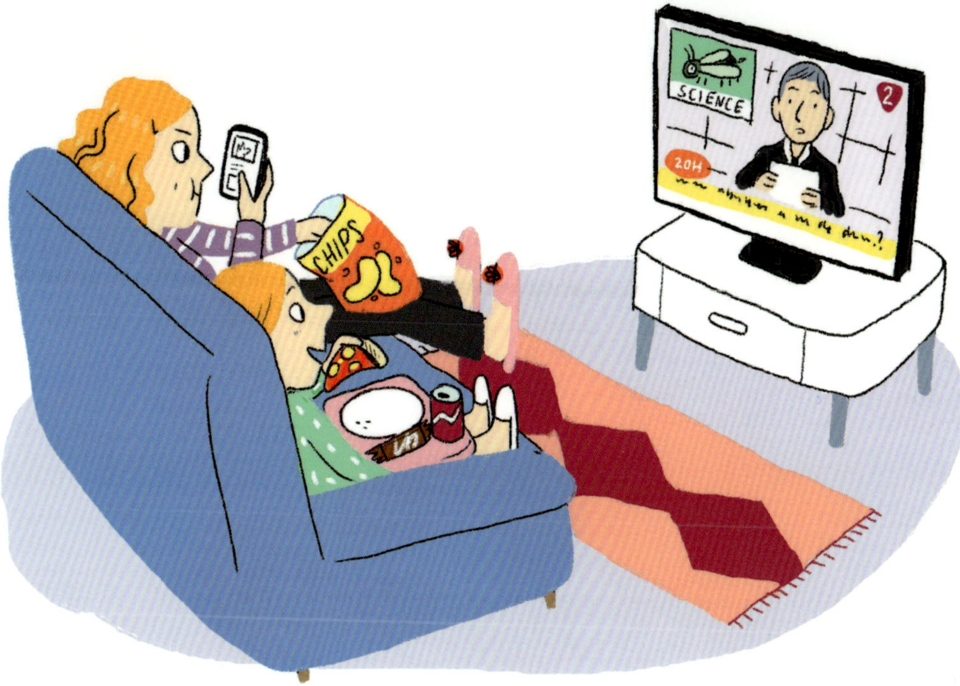

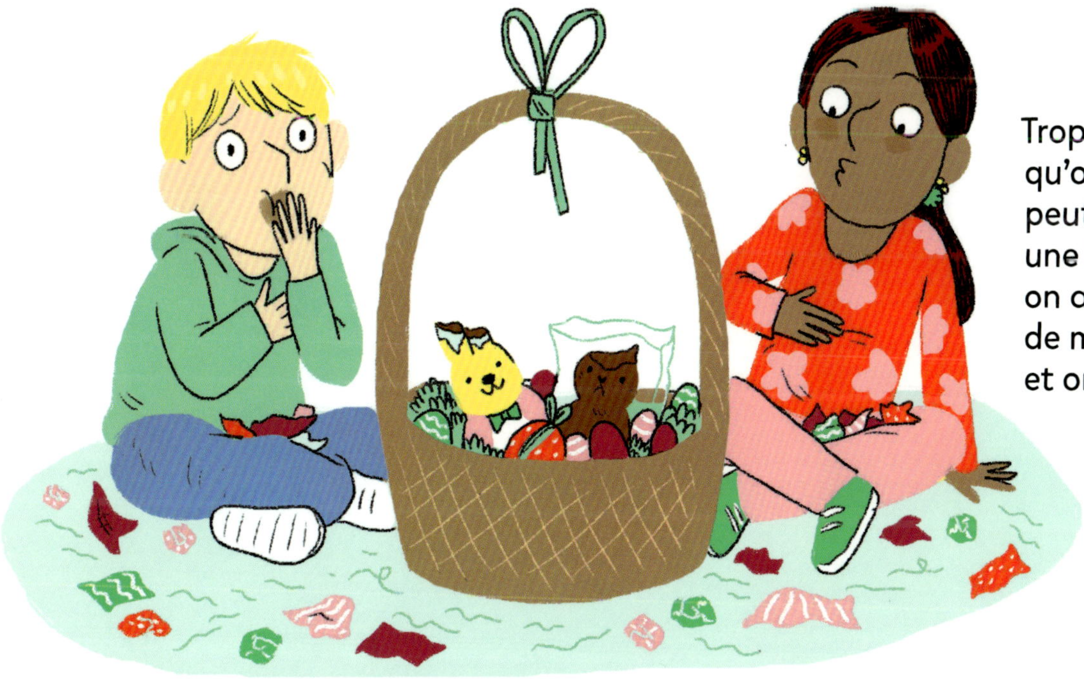

Trop manger alors qu'on n'a plus faim peut causer une **indigestion** : on a beaucoup de mal à digérer et on est malade !

C'est quoi, l'agriculture bio ?

Il existe des méthodes d'agriculture très respectueuses de la nature. Les aliments produits sont plus sains, donc meilleurs pour la santé.

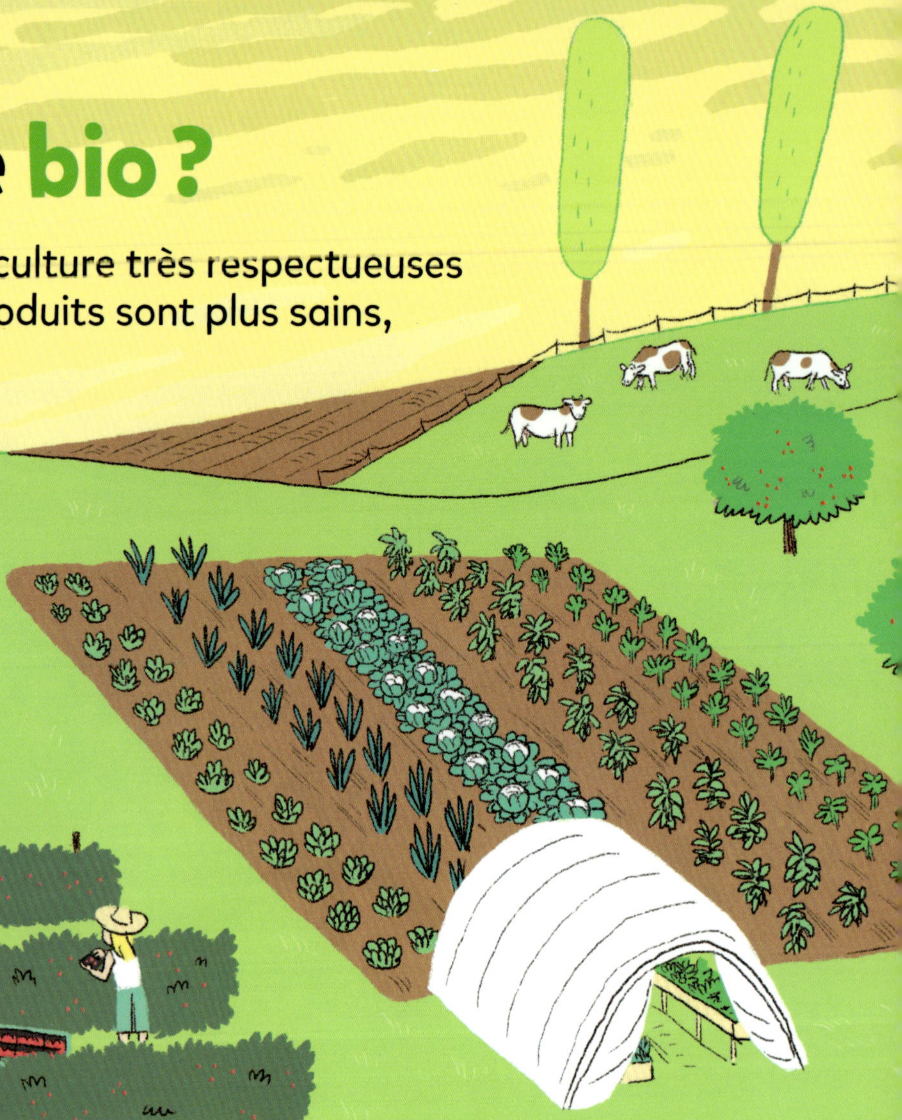

De nombreux agriculteurs ont des champs immenses. Pour **produire beaucoup**, ils utilisent des produits chimiques, souvent dangereux pour l'environnement. Les bêtes sont élevées dans d'énormes fermes qui ressemblent à des usines.

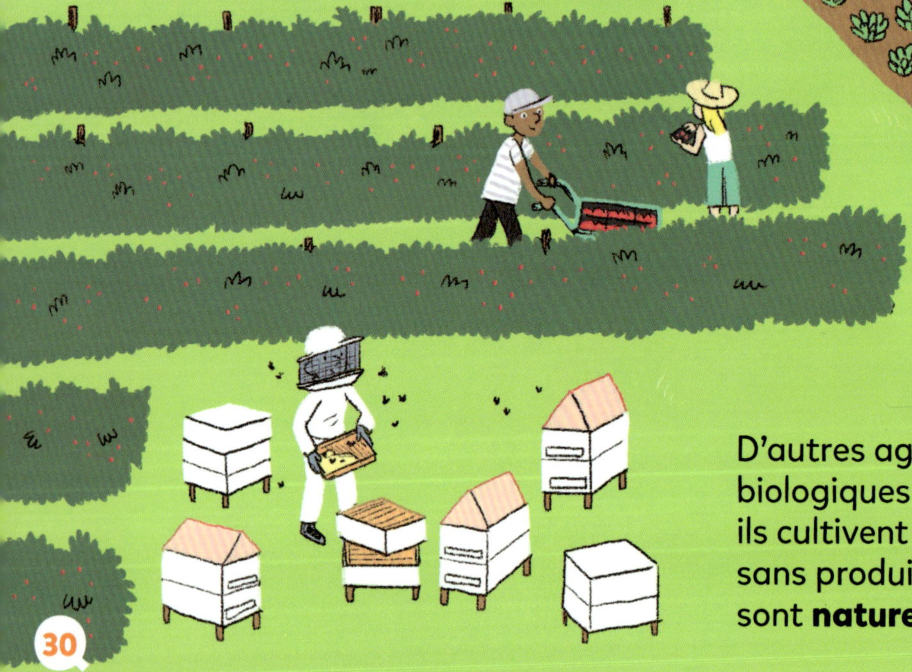

D'autres agriculteurs font des cultures biologiques. Sur de petits terrains, ils cultivent des plantes diverses, sans produits chimiques. Leurs **méthodes** sont **naturelles**. Ils produisent peu.

Les éleveurs bio nourrissent leurs animaux avec des aliments d'origine biologique et **respectent** leur mode de vie. Comme les cultivateurs, ils ont des fermes assez petites.

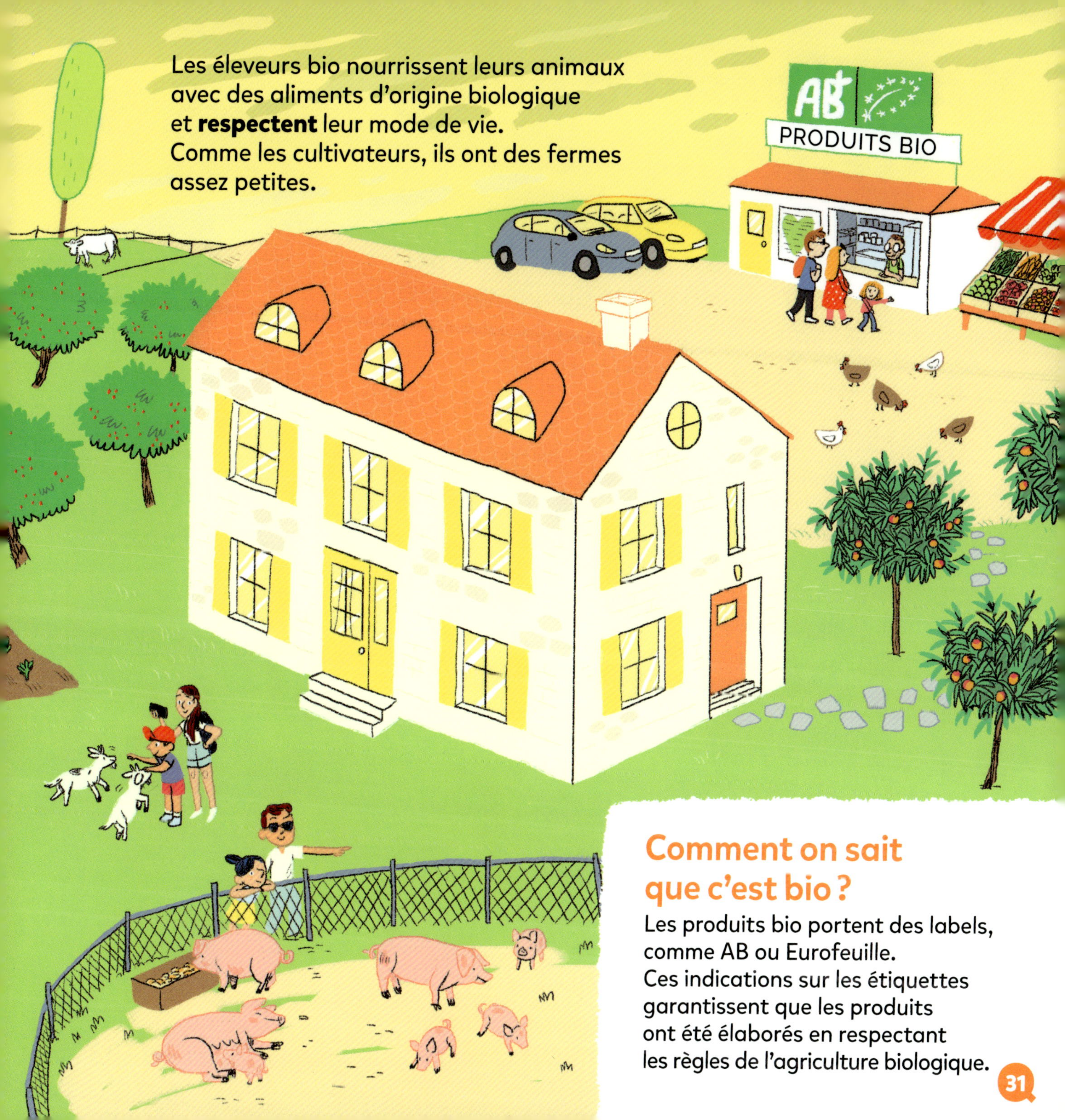

Comment on sait que c'est bio ?

Les produits bio portent des labels, comme AB ou Eurofeuille. Ces indications sur les étiquettes garantissent que les produits ont été élaborés en respectant les règles de l'agriculture biologique.

Y a-t-il **assez** à manger sur Terre ?

Notre planète a toujours offert de quoi manger.
Mais, selon qu'on est riche ou pauvre, on n'a pas accès à la même quantité ni à la même qualité de nourriture !

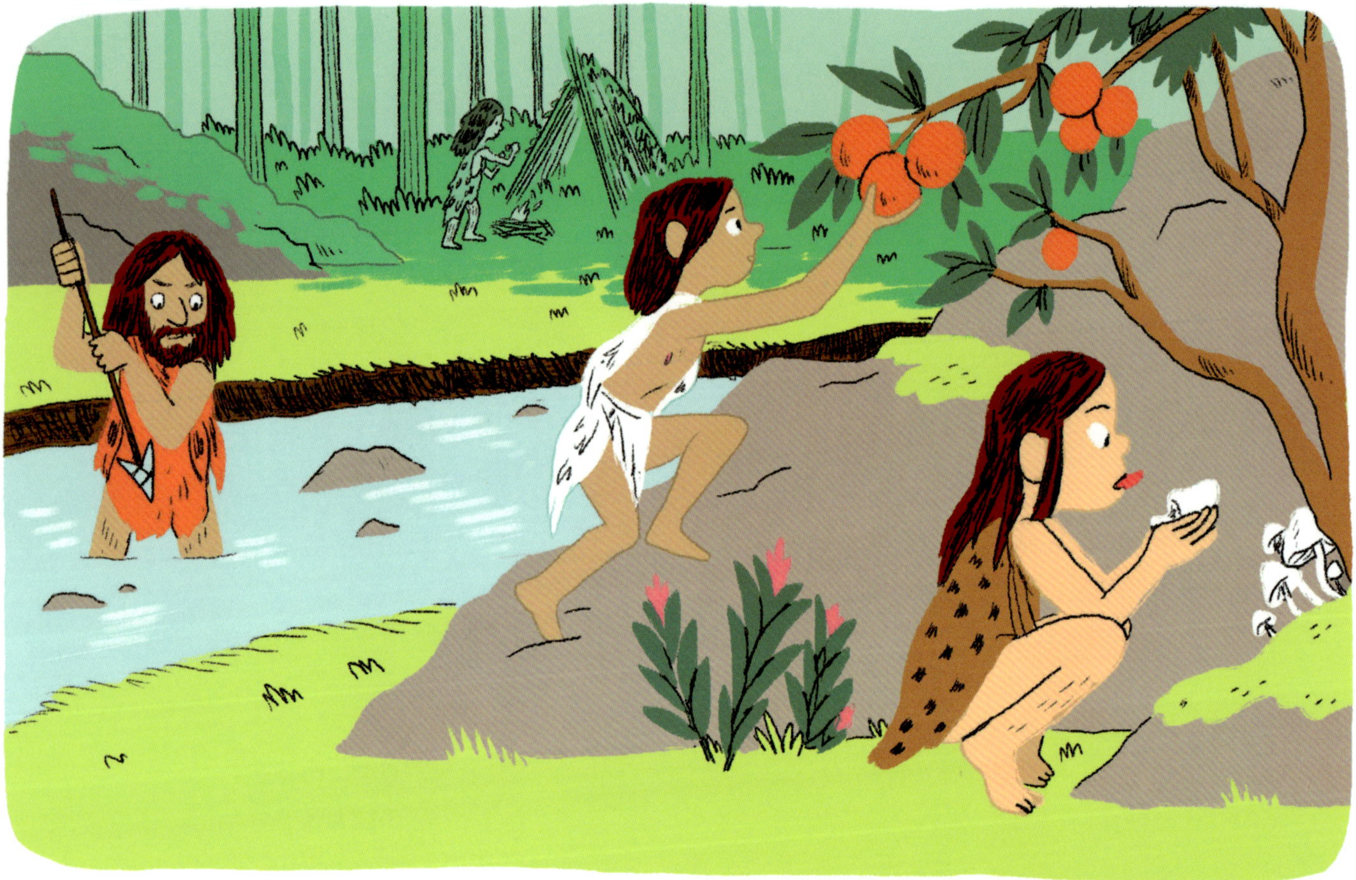

Pendant la **préhistoire**, les hommes chassaient, pêchaient, cueillaient des fruits, des racines, des champignons... Peu à peu, ils ont commencé à **cultiver** des céréales, ce qui leur permettait de faire des réserves de nourriture.

Au **Moyen Âge**, les riches **seigneurs** mangeaient beaucoup de viande : pâtés, rôtis de sanglier...
Les **paysans** se contentaient souvent de soupes de légumes et de pain, mais dégustaient aussi des fruits sauvages, des œufs ou de petits oiseaux.

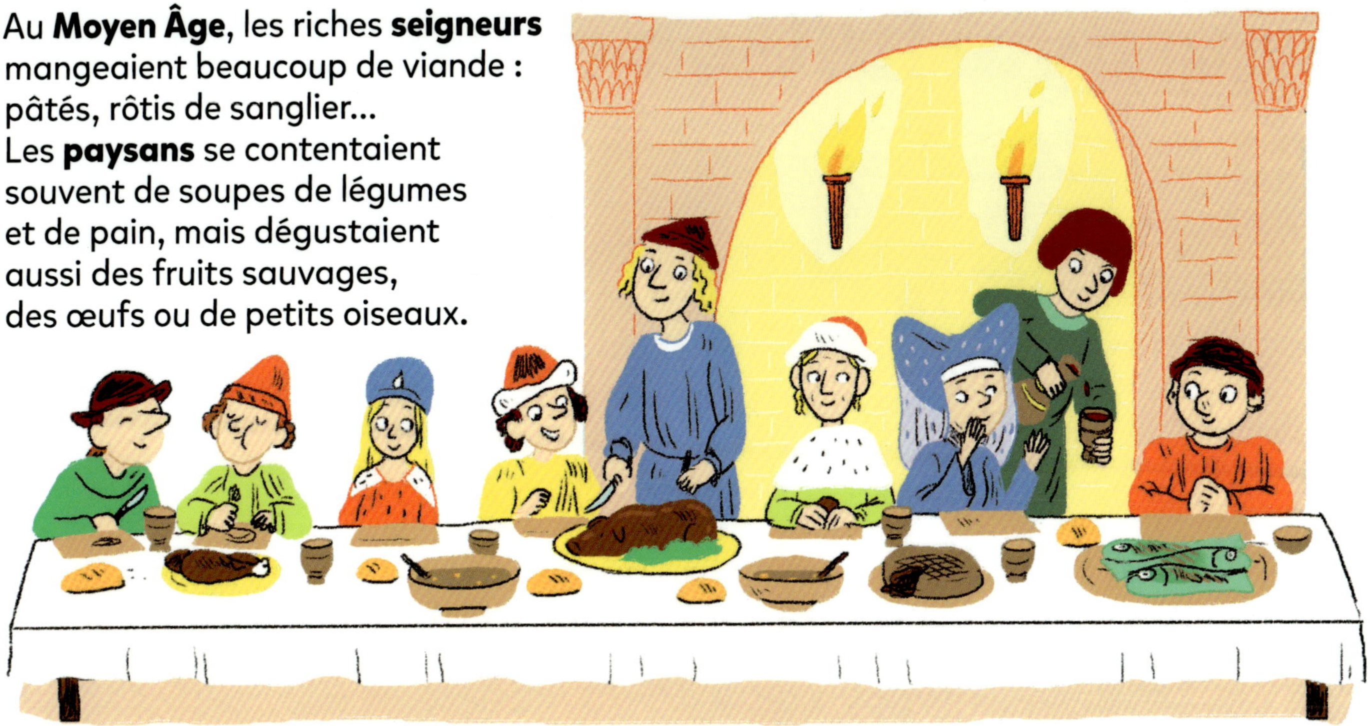

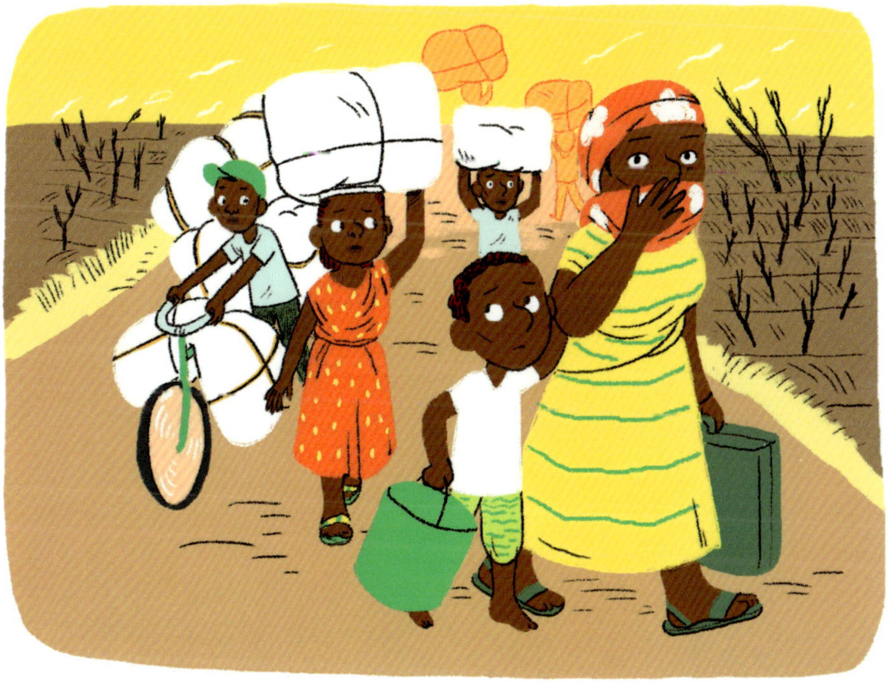

Aujourd'hui, des peuples entiers souffrent de **malnutrition**.
Les principales causes sont : les guerres (car les habitants ne peuvent plus cultiver leurs champs), les catastrophes naturelles et la pauvreté. En Zambie, un pays dans le sud de l'Afrique, la sécheresse puis les inondations ont détruit les récoltes.

Pourquoi fait-on cuire les pâtes ?

Quand tu cueilles une cerise, tu peux la croquer crue.
Mais d'autres aliments crus n'ont pas bon goût.
Ils sont durs et même immangeables. Il faut les cuire !

Les pâtes sont faites à base de grains de blé. **Crus**, ces grains sont **difficiles à digérer.** Alors on les cuit entiers, ou on les écrase pour en faire de la farine avant de les cuisiner.

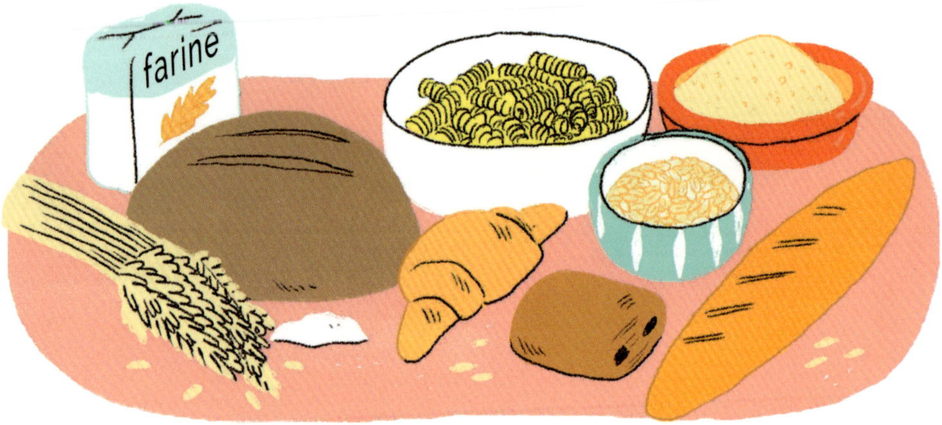

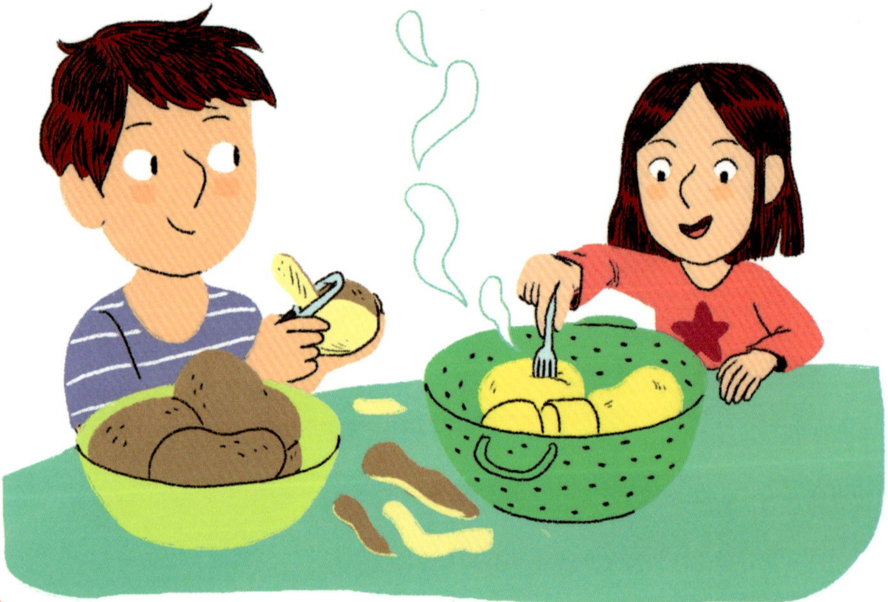

La **chaleur** rend un aliment plus tendre, transforme son apparence et change son goût. Une pomme de terre crue est dure, jaune pâle, et a un goût fade. Une fois cuite, elle ramollit, devient plus foncée et un peu sucrée.

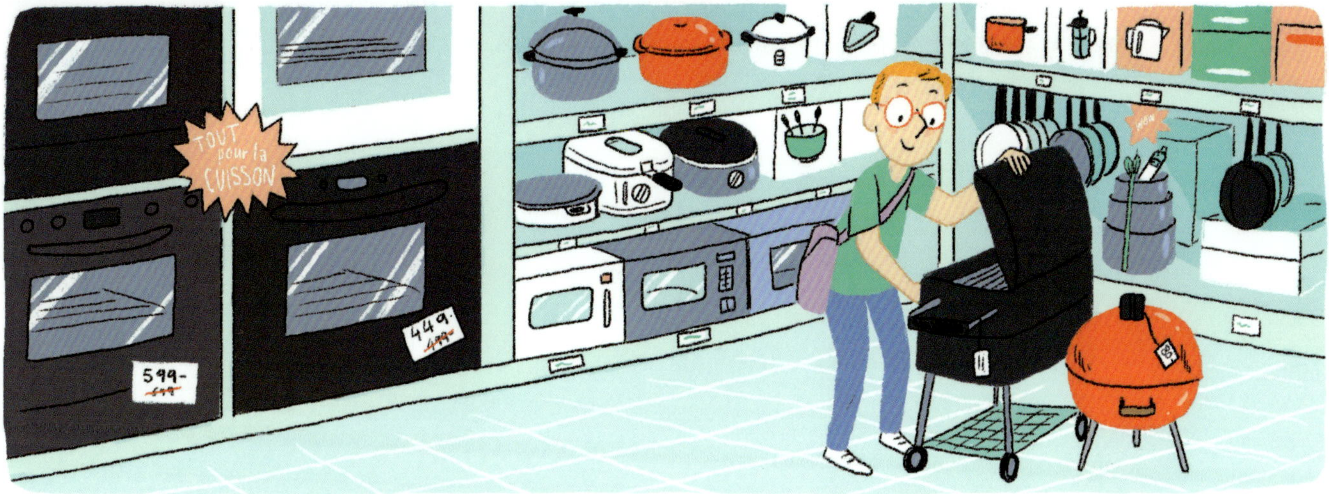

Il y a différents **modes de cuisson** : au barbecue, à la poêle, au four, à la vapeur, à l'eau bouillante ou encore en friture dans l'huile.

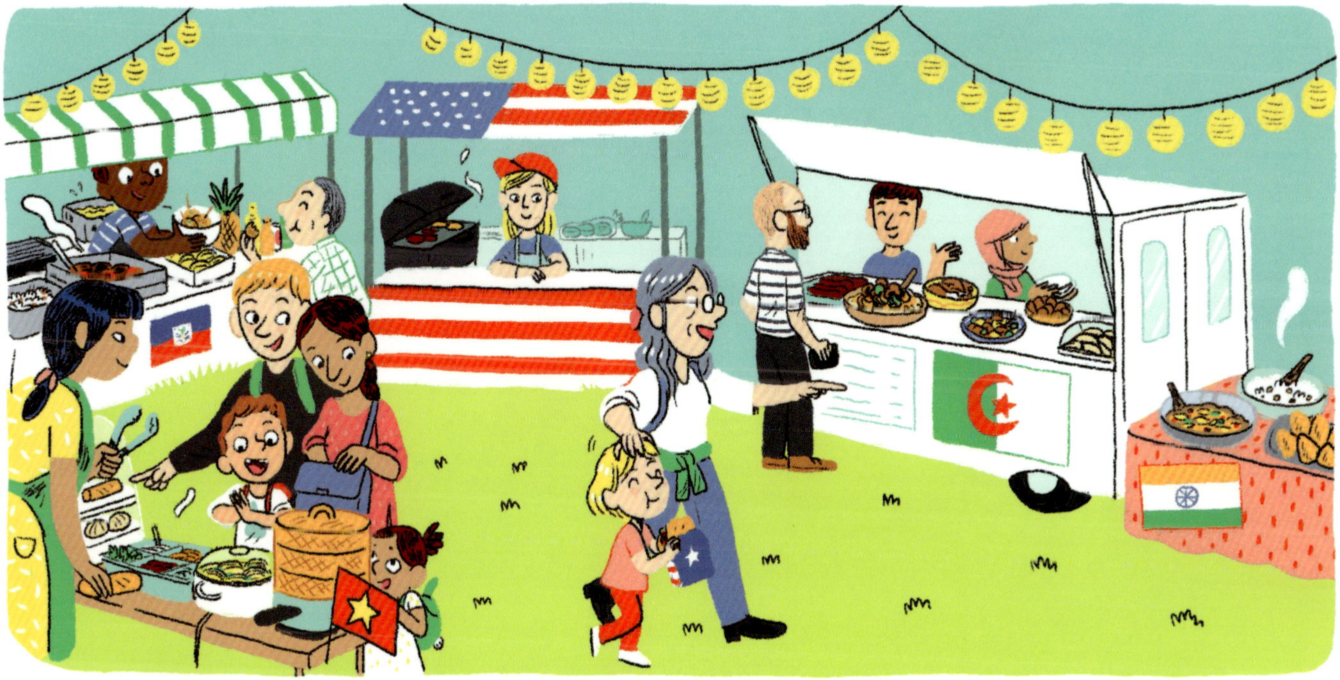

Qu'elles soient crues ou cuites, chaque pays a ses **spécialités culinaires.** Elles sont liées aux aliments qu'on y trouve et aux traditions. Tu peux presque toutes les goûter !

Moi aussi, je peux cuisiner ?

C'est amusant et intéressant de cuisiner comme un grand. Et cela t'apprend à réaliser quelque chose par toi-même... que tu vas savourer et partager !

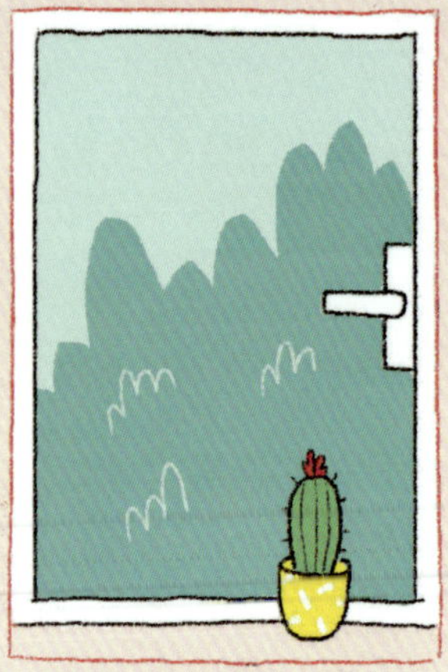

Préfères-tu essayer une **recette** sucrée ou salée ? Tu y trouveras toutes les indications nécessaires pour préparer ton plat : les ingrédients, leurs quantités, les ustensiles et les **étapes** à suivre.

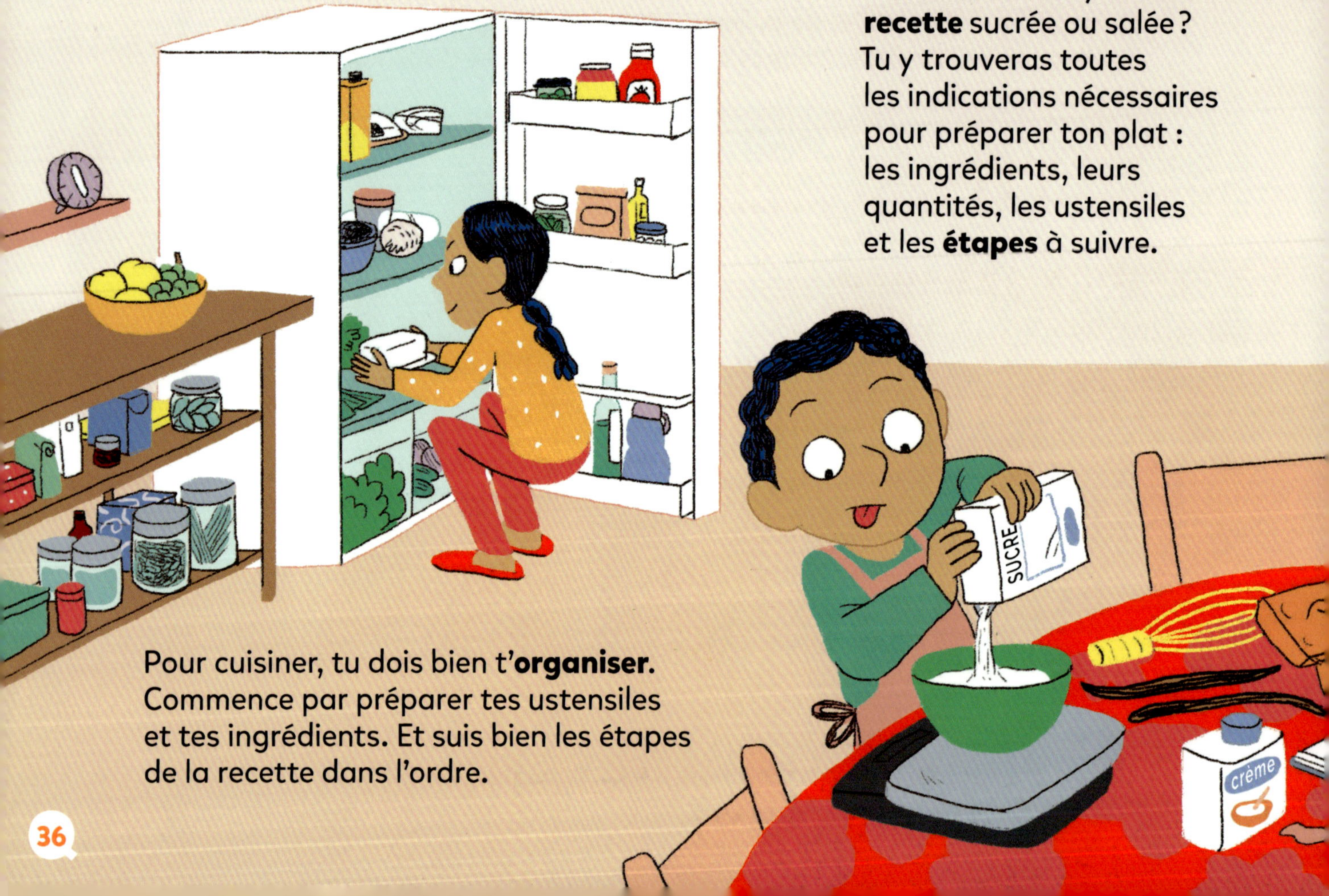

Pour cuisiner, tu dois bien t'**organiser**. Commence par préparer tes ustensiles et tes ingrédients. Et suis bien les étapes de la recette dans l'ordre.

Choisis une recette facile et demande de l'**aide** à un adulte. Attention à tout ce qui brûle ou qui coupe ! Quand tu te seras bien entraîné, tu pourras même **inventer** tes propres recettes !

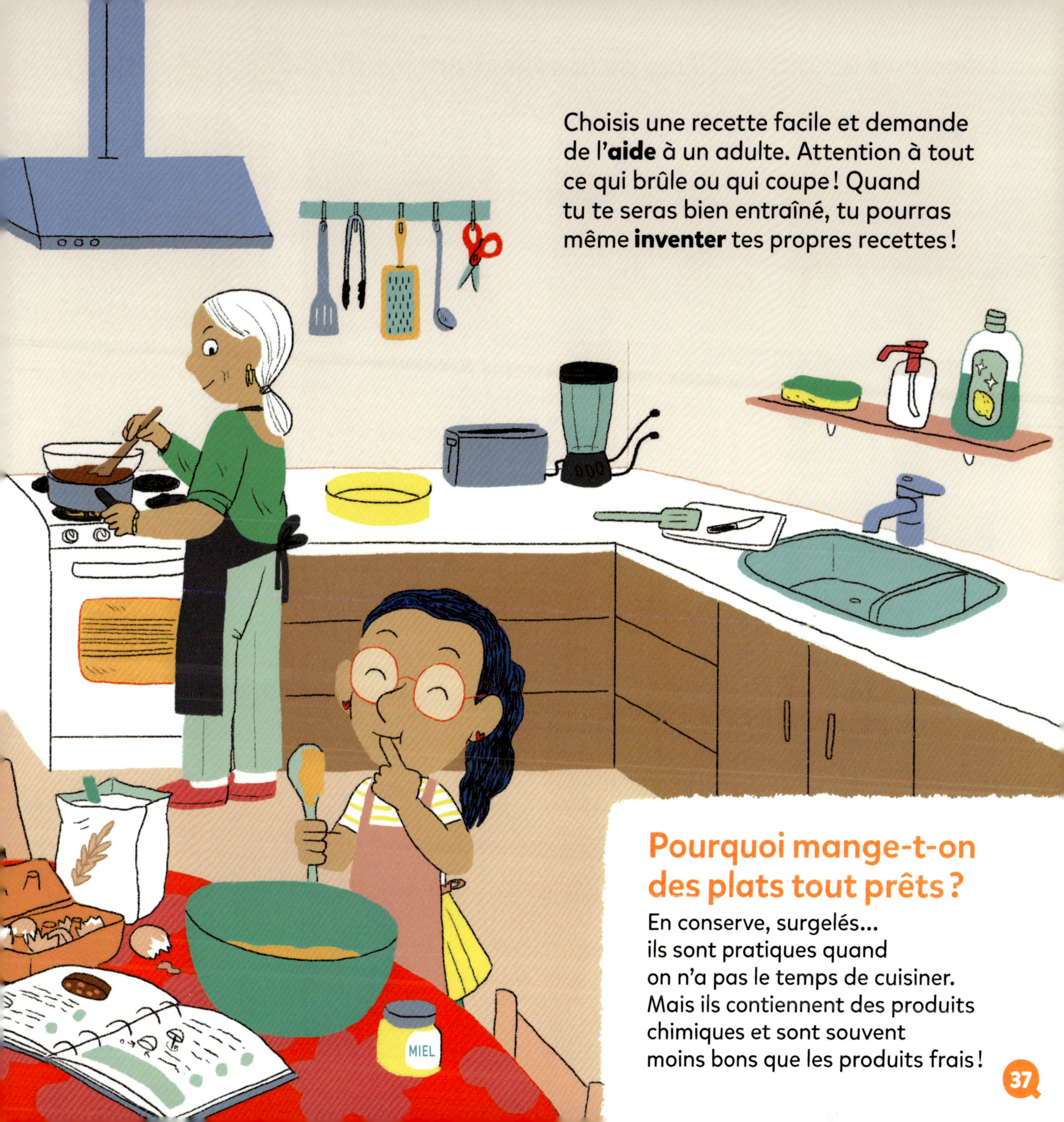

Pourquoi mange-t-on des plats tout prêts ?

En conserve, surgelés... ils sont pratiques quand on n'a pas le temps de cuisiner. Mais ils contiennent des produits chimiques et sont souvent moins bons que les produits frais !

Découvre les autres titres de la collection mes p'tites Questions

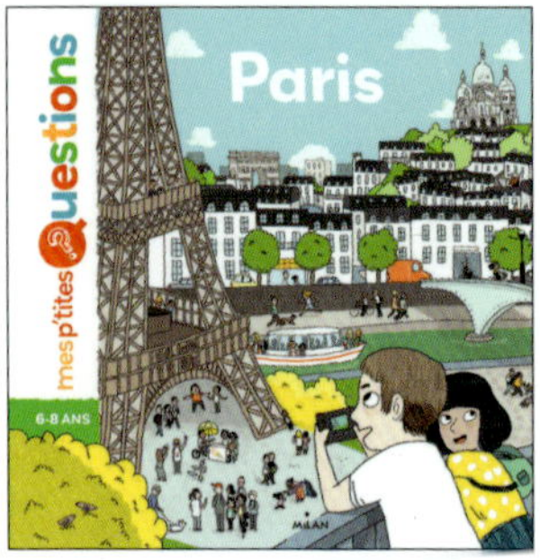

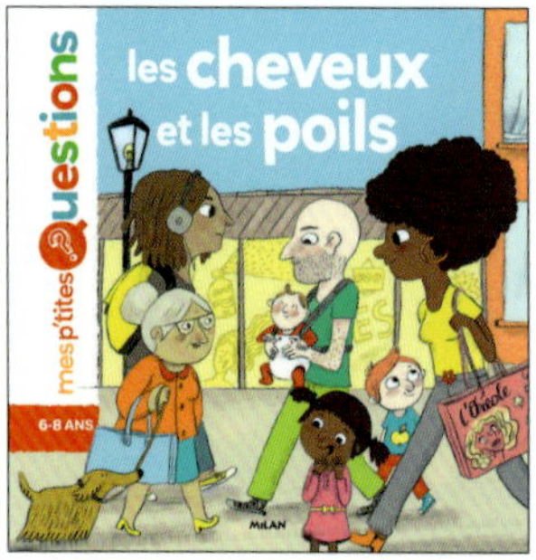

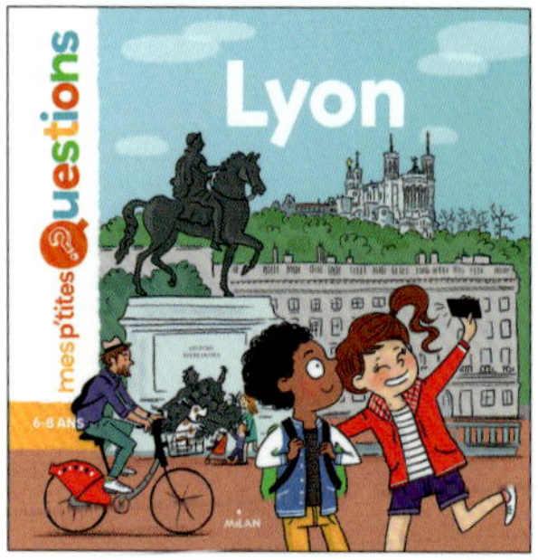

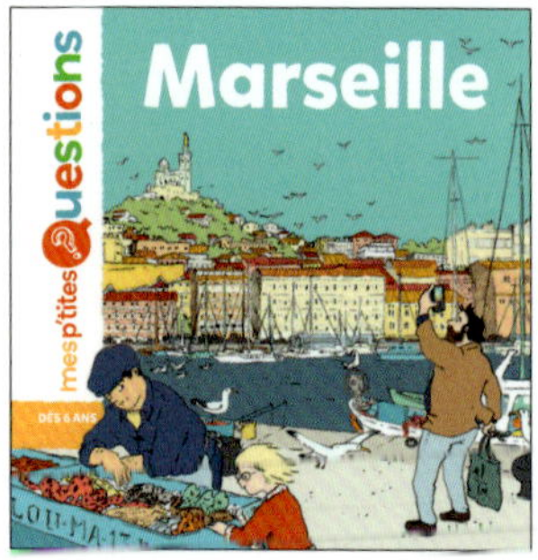

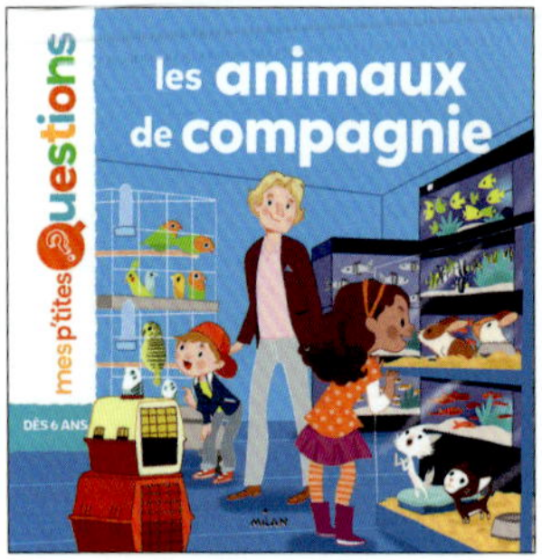

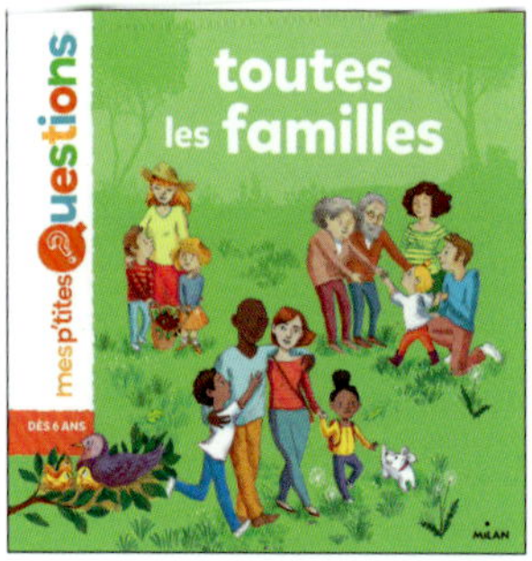

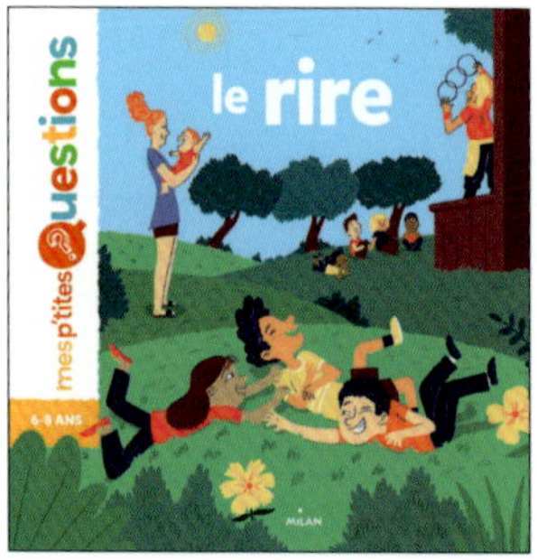

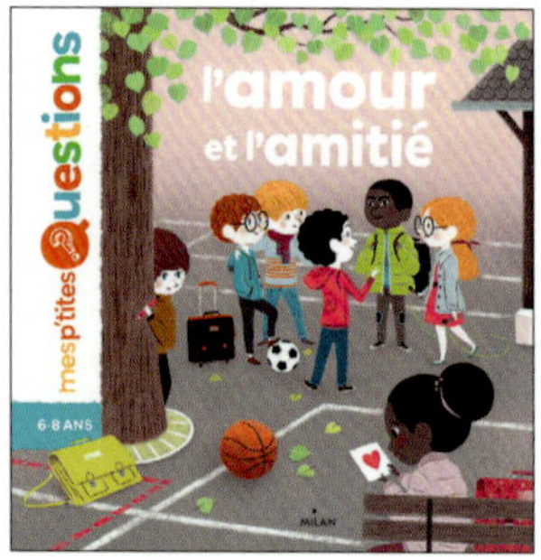

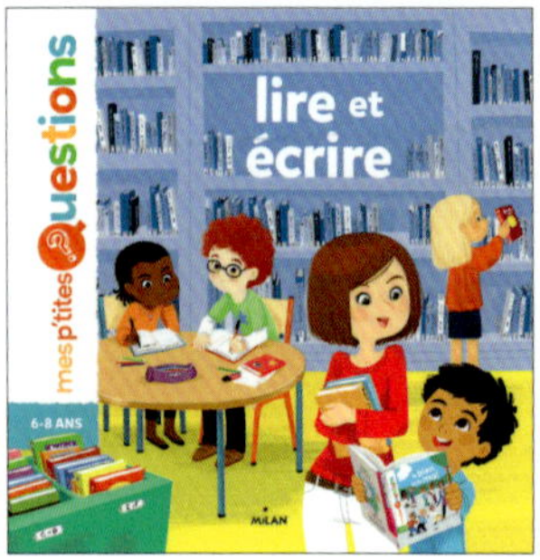

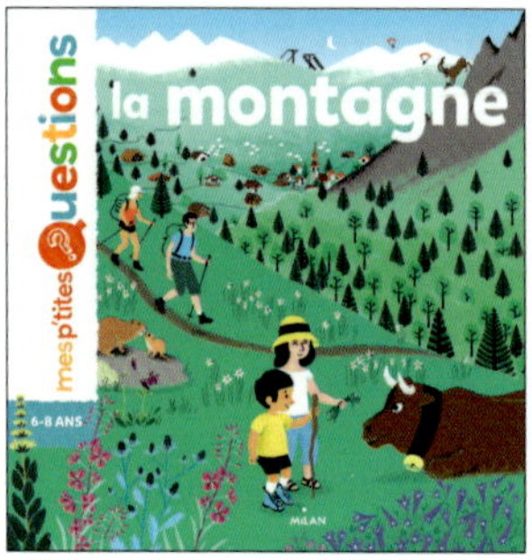

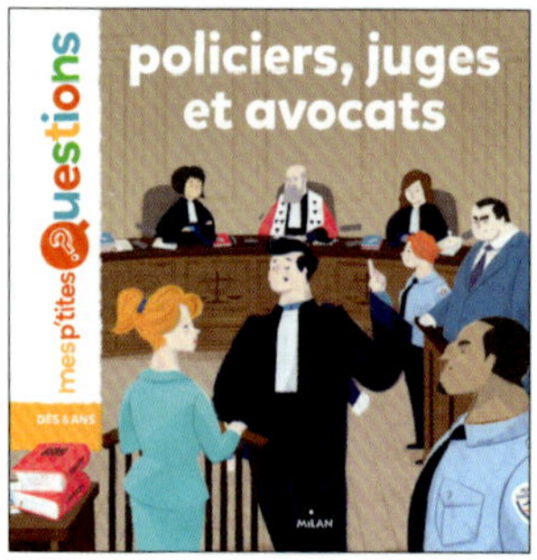

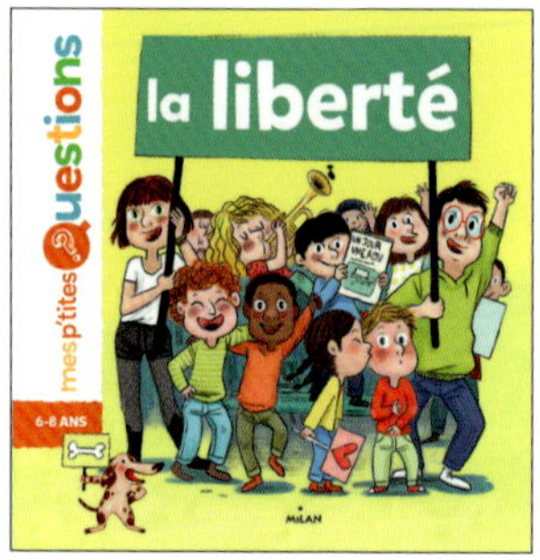

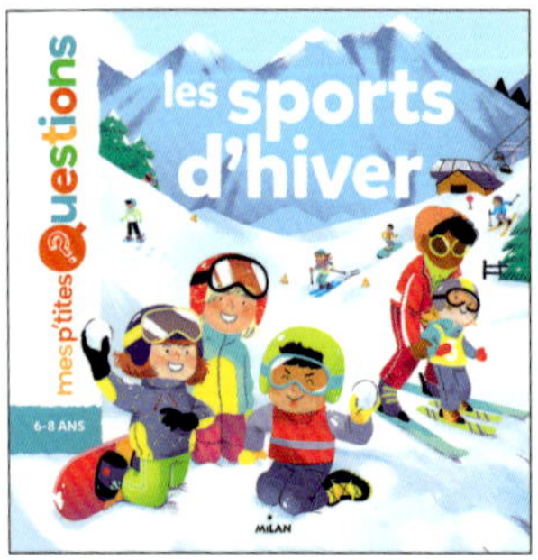

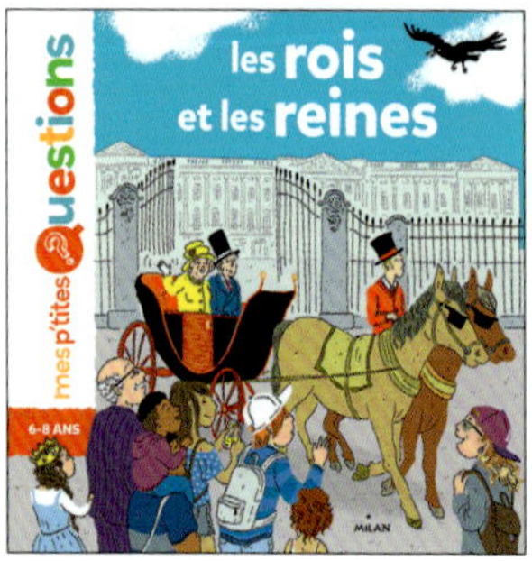

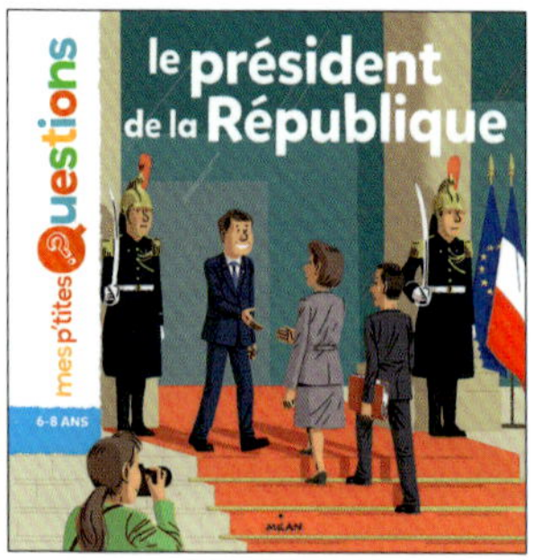

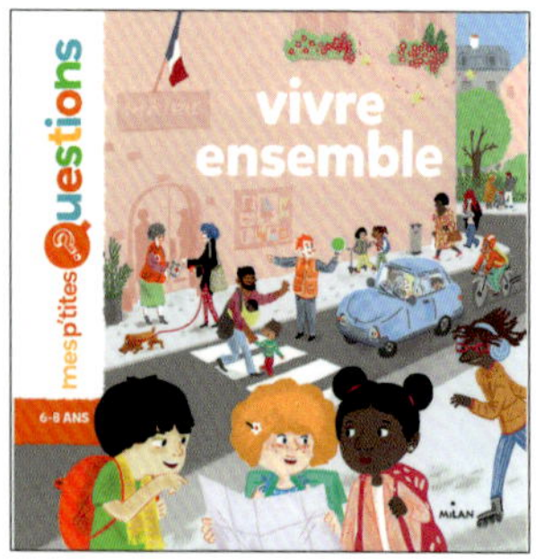